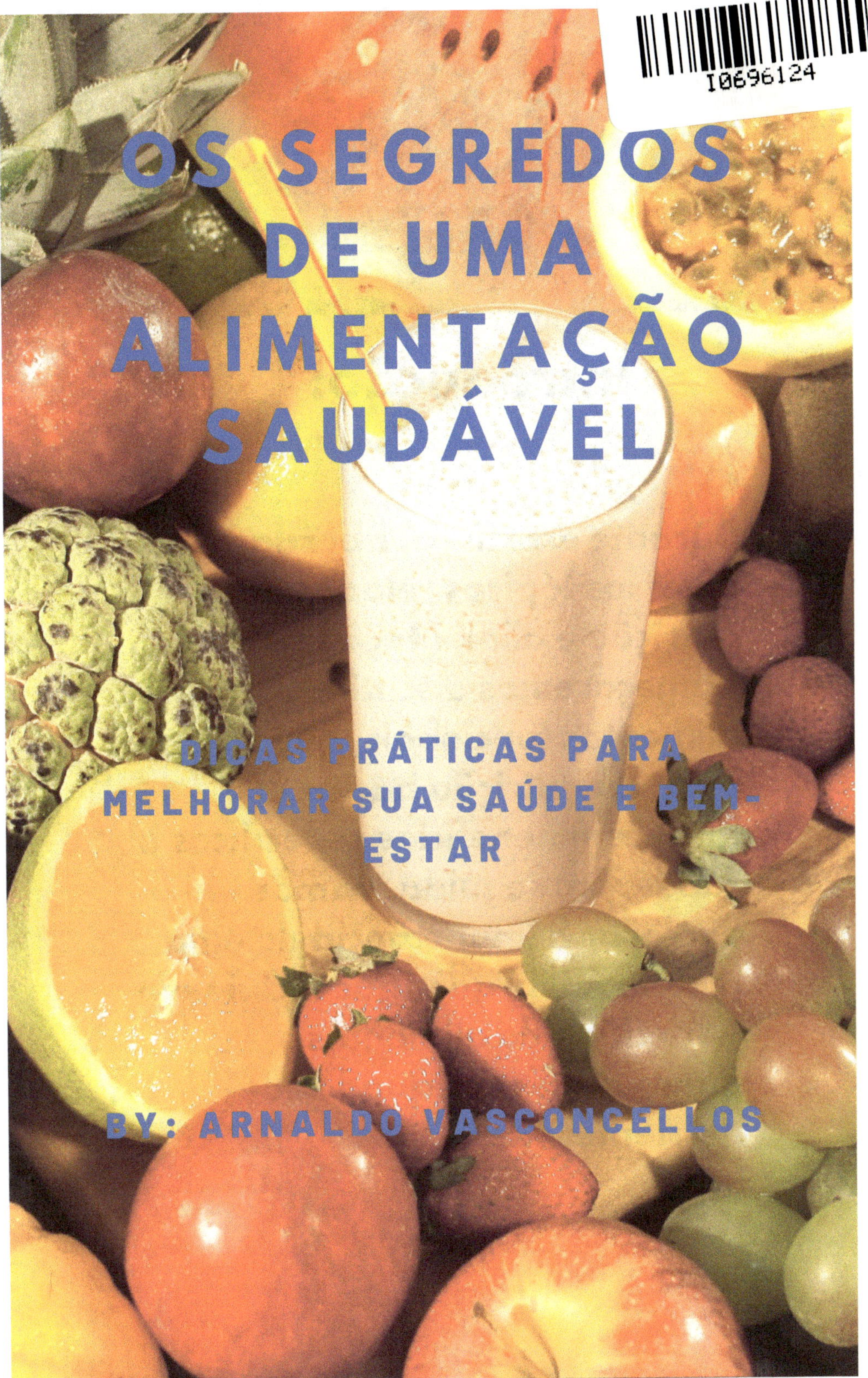

OS SEGREDOS DE UMA ALIMENTAÇÃO SAUDÁVEL

DICAS PRÁTICAS PARA MELHORAR SUA SAÚDE E BEM-ESTAR

BY: ARNALDO VASCONCELLOS

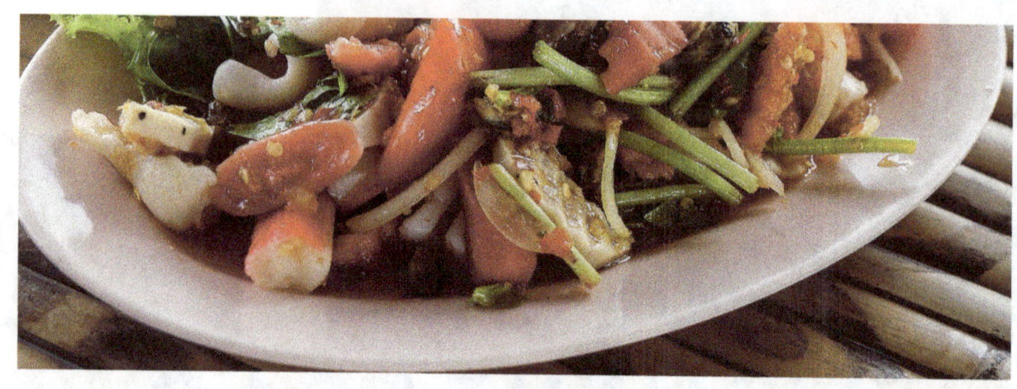

Introdução:

Durante este livro, abordaremos diversos tópicos relacionados à nutrição e alimentação saudável. Começaremos discutindo alimentos funcionais, que vão além da nutrição básica e fornecem benefícios específicos à saúde. Em seguida, vamos explorar a importância de uma dieta equilibrada, que inclui uma variedade de alimentos e quantidades adequadas de nutrientes essenciais.

Também forneceremos orientações sobre como planejar refeições saudáveis, e destacaremos a importância da alimentação consciente na construção de uma relação positiva com a comida. Além disso, abordaremos como a alimentação saudável pode ajudar na prevenção de doenças crônicas e ofereceremos dicas para escolhas alimentares saudáveis fora de casa.

Falaremos também da suplementação alimentar e como ela pode ser útil em certas situações. Por fim, vamos explorar mitos comuns sobre alimentos e nutrição, ajudando os leitores a tomar decisões alimentares baseadas em fatos e não em equívocos.

Esperamos que este livro possa ser útil para ajudá-lo a entender melhor a importância da alimentação saudável e como incorporar hábitos alimentares positivos em sua vida diária. Lembre-se de que pequenas mudanças na alimentação e estilo de vida podem ter um grande impacto na saúde e bem-estar a longo prazo.

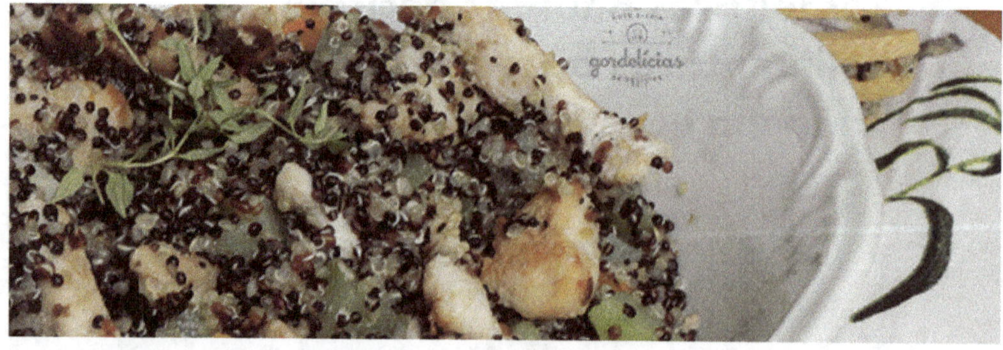

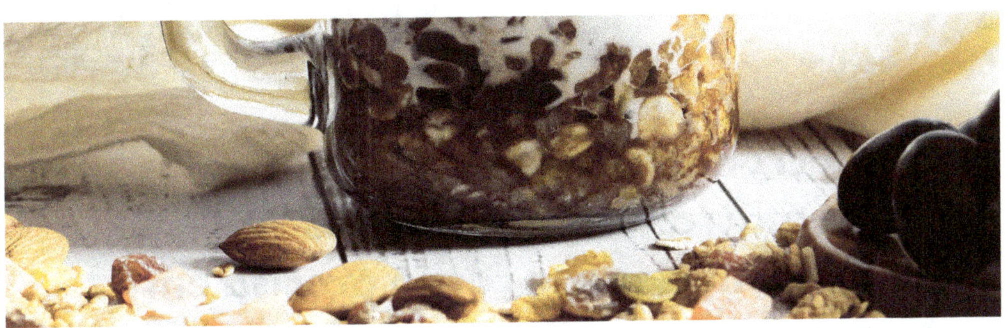

Capitulo 1
Fundamentos da Nutrição

A nutrição é o estudo dos nutrientes encontrados nos alimentos e como eles afetam a saúde e o bem-estar das pessoas. Os nutrientes são substâncias que o corpo precisa para funcionar corretamente e são classificados em dois tipos: macronutrientes e micronutrientes.

Macronutrientes

Os macronutrientes são os nutrientes que o corpo precisa em grandes quantidades e são encontrados em alimentos como carnes, grãos, frutas e verduras. Existem três tipos de macronutrientes:

Proteínas

As proteínas são um dos principais blocos de construção do corpo humano e são encontradas em alimentos como carne, peixe, ovos, feijões, nozes e sementes. Elas são compostas de aminoácidos e são importantes para a construção e reparação dos tecidos corporais, bem como para a produção de enzimas, hormônios e outras substâncias vitais.

Carboidratos

Os carboidratos são a principal fonte de energia para o corpo e são encontrados em alimentos como pão, arroz, massas, frutas e vegetais. Eles são compostos de açúcares simples e complexos e são importantes para manter o corpo funcionando corretamente.

Gorduras

As gorduras são importantes para o funcionamento adequado do corpo e são encontradas em alimentos como carnes, óleos, nozes e sementes. Elas são uma fonte concentrada de energia e são importantes para a absorção de vitaminas e minerais. No entanto, as gorduras também podem ser prejudiciais à saúde quando consumidas em excesso.

Micronutrientes

Os micronutrientes são nutrientes que o corpo precisa em quantidades menores e são encontrados em alimentos como frutas, verduras e grãos. Eles incluem vitaminas e minerais e são importantes para manter o corpo saudável.

Vitaminas

As vitaminas são nutrientes orgânicos essenciais para o corpo humano e são encontradas em alimentos como frutas, verduras e carnes. Elas são importantes para o funcionamento adequado do sistema imunológico, a saúde da pele, dos olhos e dos cabelos, e para a produção de energia no corpo.

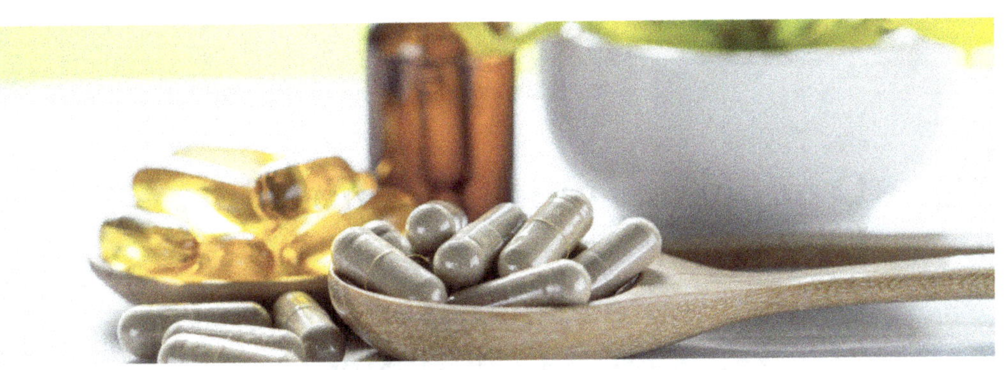

Minerais

Os minerais são nutrientes inorgânicos essenciais para o corpo humano e são encontrados em alimentos como carnes, grãos, verduras e laticínios. Eles são importantes para manter o equilíbrio eletrolítico, a saúde óssea, a função muscular e a saúde cardiovascular.

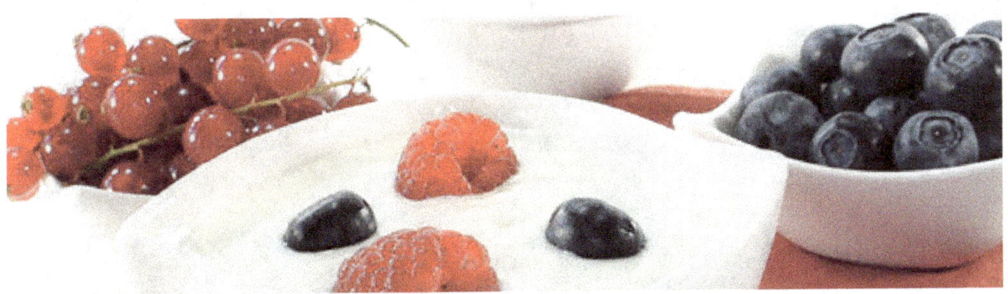

O papel dos nutrientes na saúde e bem-estar

Os nutrientes são essenciais para manter o corpo saudável e funcionando corretamente. Uma dieta equilibrada e variada, que inclua uma variedade de alimentos saudáveis, é a melhor maneira de garantir que o corpo receba todos os nutrientes necessários. Além disso, uma dieta saudável pode ajudar a prevenir doenças crônicas, como diabetes, doenças cardíacas e câncer.

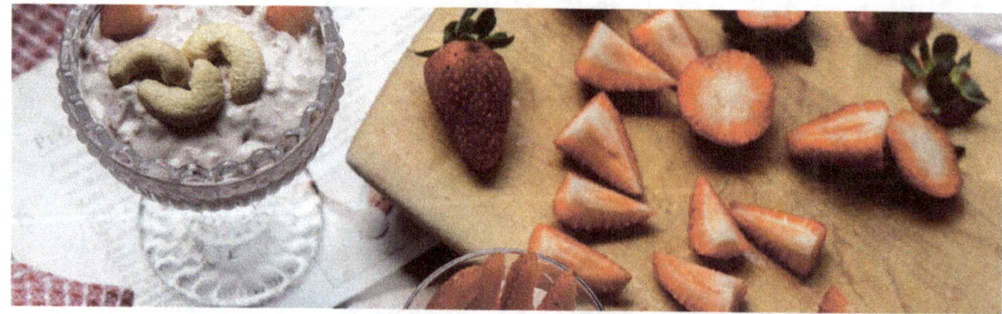

Este capítulo foi uma introdução aos fundamentos da nutrição, cobrindo os macronutrientes, micronutrientes e o papel dos nutrientes na saúde e bem-estar. É importante entender que uma dieta equilibrada e variada é fundamental para garantir que o corpo receba todos os nutrientes necessários para funcionar corretamente e prevenir doenças crônicas.

Nos próximos capítulos, iremos explorar em mais detalhes cada um dos macronutrientes e micronutrientes, bem como discutir como montar uma dieta saudável e equilibrada.

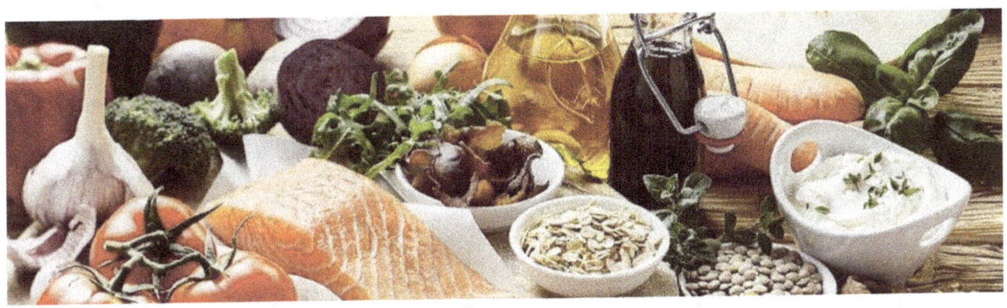

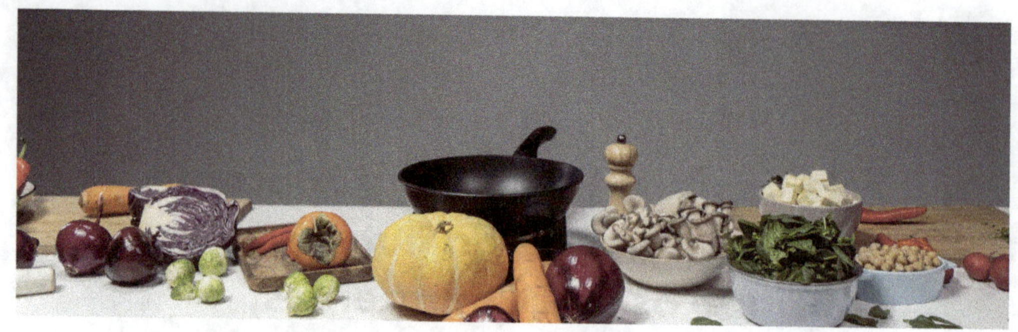

Capítulo 2
Dieta Equilibrada

Uma dieta equilibrada é fundamental para manter uma boa saúde e bem-estar. Uma dieta saudável deve incluir uma variedade de alimentos de diferentes grupos alimentares para fornecer ao corpo os nutrientes essenciais que ele precisa para funcionar corretamente.

O que é uma dieta equilibrada?
Uma dieta equilibrada é aquela
que inclui alimentos de diferentes
grupos alimentares em
quantidades adequadas para
atender às necessidades
nutricionais do corpo. Os grupos
alimentares incluem:

- Frutas e vegetais: esses
alimentos são ricos em vitaminas,
minerais e fibras, e devem ser
consumidos em quantidades
generosas.

- Grãos e cereais: são ricos em
carboidratos complexos e fibras,
e devem ser consumidos em
quantidades moderadas.

- **Proteínas:** são importantes para a construção e reparação dos tecidos corporais, e devem ser consumidas em quantidades moderadas.

- **Laticínios:** são ricos em cálcio e outros nutrientes essenciais, e devem ser consumidos em quantidades moderadas.

- **Gorduras saudáveis:** são importantes para a absorção de vitaminas e minerais, e devem ser consumidas com moderação.

Por que uma dieta equilibrada é importante?

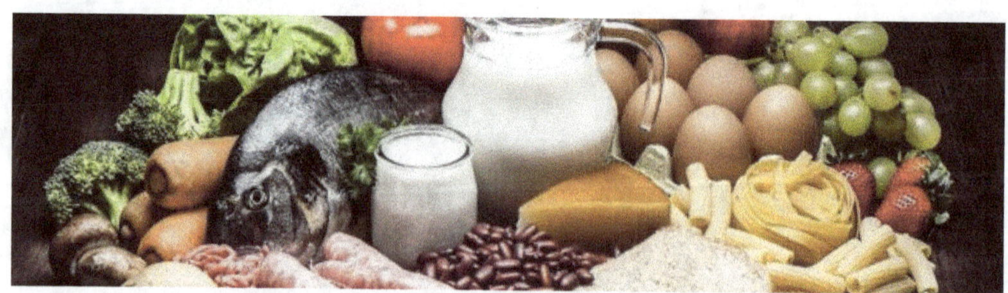

Uma dieta equilibrada é importante porque fornece ao corpo os nutrientes essenciais que ele precisa para funcionar corretamente. Se uma pessoa não consome alimentos suficientes de um determinado grupo alimentar, ela pode desenvolver deficiências nutricionais e ficar em risco de doenças crônicas.

Por exemplo, se uma pessoa não consome frutas e vegetais suficientes, ela pode ficar em risco de deficiências de vitaminas e minerais, o que pode levar a doenças como anemia, doenças cardíacas e câncer.

Da mesma forma, se uma pessoa consome muita gordura saturada e colesterol, ela pode ficar em risco de doenças cardíacas e outras doenças crônicas.

Como montar uma dieta equilibrada?

Para montar uma dieta equilibrada, é importante incluir alimentos de todos os grupos alimentares em quantidades adequadas. Isso significa que a dieta deve incluir uma variedade de frutas e vegetais, grãos e cereais, proteínas, laticínios e gorduras saudáveis.

Além disso, é importante escolher alimentos saudáveis dentro de cada grupo alimentar. Por exemplo, escolher grãos integrais em vez de grãos refinados, escolher carnes magras em vez de carnes gordurosas, e escolher laticínios com baixo teor de gordura ou sem gordura.

Uma dieta equilibrada é fundamental para manter uma boa saúde e bem-estar. A dieta deve incluir uma variedade de alimentos de diferentes grupos alimentares, em quantidades adequadas para atender às necessidades nutricionais do corpo. Além disso, é importante escolher alimentos saudáveis dentro de cada grupo alimentar para garantir que o corpo receba os nutrientes essenciais de que precisa para funcionar corretamente.

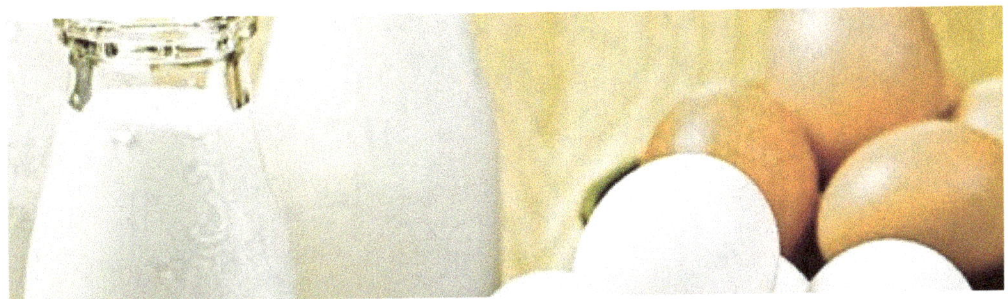

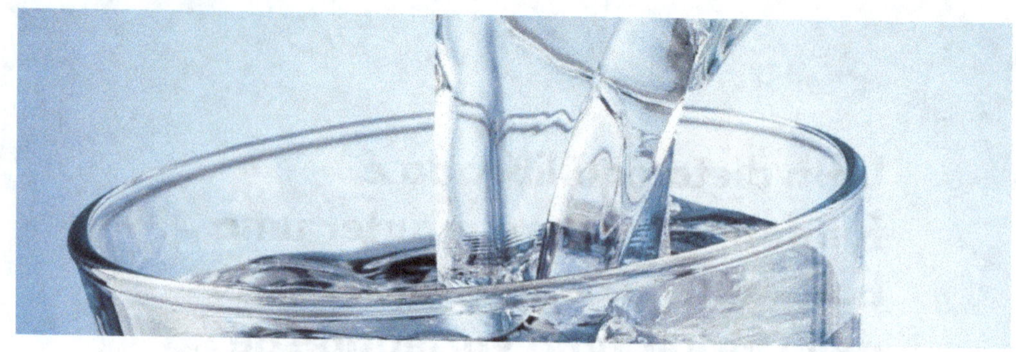

Capítulo 3
A Importância da Hidratação

Muitas pessoas subestimam a importância da hidratação na saúde e bem-estar. A água é um nutriente essencial que desempenha um papel vital em várias funções corporais importantes. Neste capítulo, discutiremos o papel da água no corpo e forneceremos dicas sobre como beber água regularmente durante o dia.

O papel da água no corpo

A água é o principal componente do corpo humano, representando cerca de 60% do peso corporal total em adultos. A água é necessária para várias funções corporais, incluindo:

- Regulação da temperatura corporal: a água ajuda a regular a temperatura corporal, liberando calor por meio do suor.

- Transporte de nutrientes: a água ajuda a transportar nutrientes para as células do corpo.

- Eliminação de resíduos: a água ajuda a eliminar resíduos do corpo, principalmente por meio da urina.

- Lubrificação das articulações: a água ajuda a lubrificar as articulações, facilitando o movimento.

- Proteção de órgãos: a água ajuda a proteger órgãos vitais, como o cérebro e a medula espinhal.

Dicas para beber água regularmente durante o dia

Aqui estão algumas dicas para ajudar a garantir que você beba água regularmente durante o dia:

- Tenha uma garrafa de água sempre à mão: mantenha uma garrafa de água em sua mesa de trabalho ou em sua bolsa para que você possa beber água facilmente durante todo o dia.

- Beba água antes das refeições: beber água antes das refeições pode ajudar a reduzir o consumo de alimentos e controlar o peso.

- Adicione sabor à sua água: se você não gosta do sabor da água, adicione fatias de limão, laranja ou pepino para dar sabor à água.

- Estabeleça um cronograma de hidratação: estabeleça metas para beber água durante o dia e defina lembretes para ajudar a lembrar de beber água regularmente.

- Consuma alimentos ricos em água: frutas e vegetais contêm água, portanto, inclua-os em sua dieta para ajudar a manter-se hidratado.

A água é um nutriente essencial que desempenha um papel vital em várias funções corporais importantes. É importante beber água regularmente durante o dia para manter o corpo hidratado e ajudar a prevenir problemas de saúde relacionados à desidratação. Use as dicas fornecidas neste capítulo para ajudar a garantir que você beba água suficiente todos os dias.

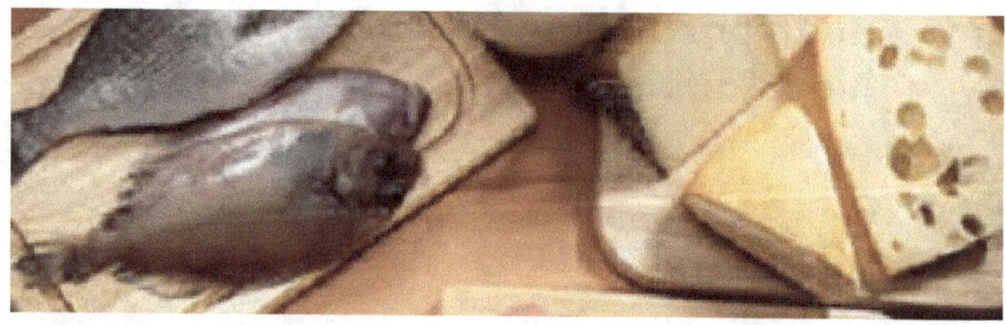

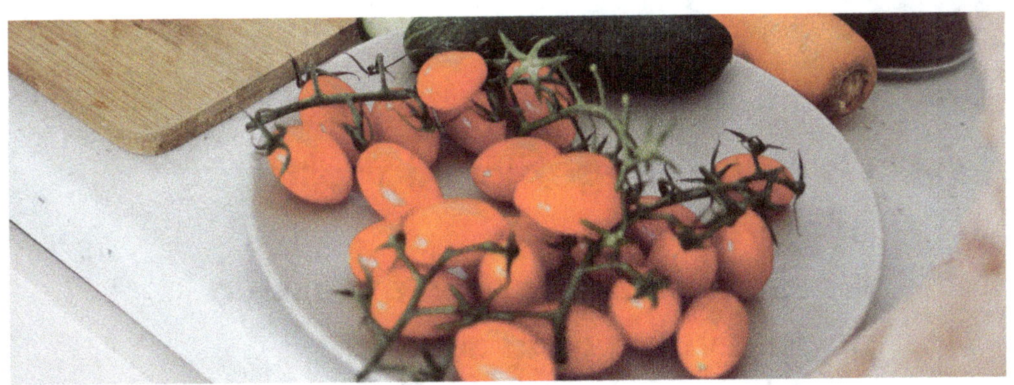

Capítulo 4
Restrição Alimentar

Muitas pessoas acreditam que a chave para uma alimentação saudável é restringir certos alimentos ou grupos alimentares. No entanto, a restrição alimentar excessiva pode ser prejudicial à saúde e à mentalidade. Neste capítulo, discutiremos os efeitos negativos da restrição alimentar e como equilibrar o consumo de alimentos saudáveis com a satisfação emocional e psicológica que a comida pode oferecer.

Os efeitos negativos da restrição alimentar

A restrição alimentar excessiva pode levar a uma série de problemas de saúde física e mental, incluindo:

- Deficiências nutricionais: ao restringir certos alimentos ou grupos alimentares, você pode acabar consumindo menos nutrientes essenciais, o que pode levar a deficiências nutricionais.

- Desequilíbrio hormonal: a restrição alimentar excessiva pode levar a uma disfunção hormonal, o que pode afetar a saúde reprodutiva, a função da tireoide e outras funções corporais importantes.

- Problemas de saúde mental: a restrição alimentar excessiva pode levar a transtornos alimentares, como a anorexia e a bulimia, além de contribuir para a ansiedade, depressão e outros problemas de saúde mental. Equilibrando a satisfação emocional e psicológica com a alimentação saudável

Para evitar a restrição alimentar excessiva, é importante encontrar um equilíbrio entre o consumo de alimentos saudáveis e a satisfação emocional e psicológica que a comida pode oferecer. Aqui estão algumas dicas para ajudar a encontrar esse equilíbrio:

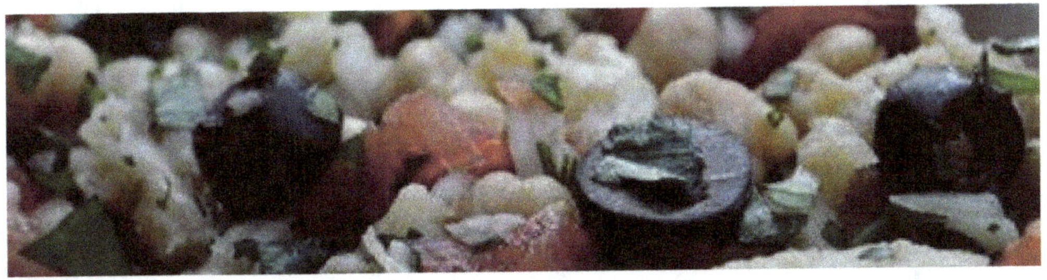

- Pratique a moderação: não há necessidade de eliminar completamente seus alimentos favoritos. Em vez disso, tente consumi-los com moderação e equilíbrio com alimentos nutritivos.

- Ouça seu corpo: preste atenção às sensações de fome e saciedade do seu corpo. Coma quando estiver com fome e pare quando estiver satisfeito.

- Experimente novas receitas saudáveis: em vez de restringir alimentos, tente incorporar novas receitas saudáveis em sua dieta para adicionar variedade e nutrição.

- - Coma conscientemente: pratique a alimentação consciente, prestando atenção ao sabor, aroma, textura e aparência dos alimentos, bem como aos sinais de fome e saciedade.

A restrição alimentar excessiva pode levar a uma série de problemas de saúde física e mental. Em vez de restringir alimentos, é importante encontrar um equilíbrio entre o consumo de alimentos saudáveis e a satisfação emocional e psicológica que a comida pode oferecer. Use as dicas fornecidas neste capítulo para ajudar a encontrar esse equilíbrio e manter uma alimentação saudável e equilibrada.

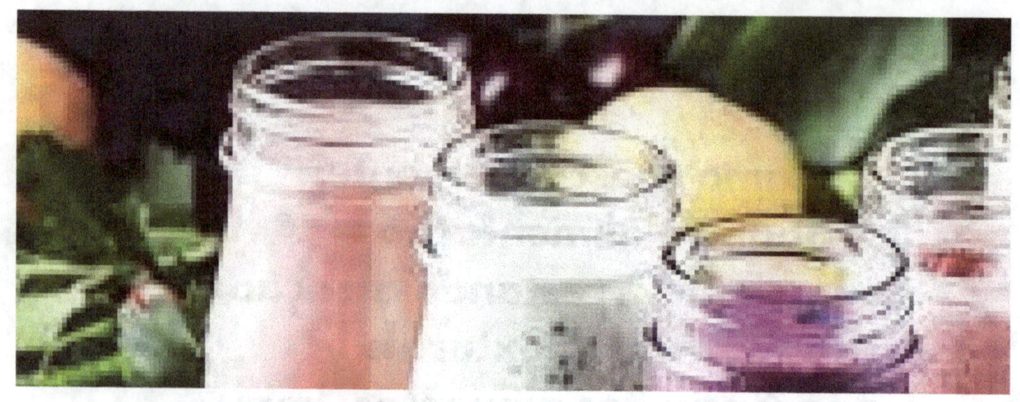

Capítulo 5
Receitas Saudáveis

Incluir receitas saudáveis no dia a dia é uma ótima maneira de manter uma dieta balanceada e ter uma vida plena, o alimento além de ser saudável deve ter sabor. As receitas devem incluir ingredientes nutritivos e serem preparadas de maneira saudável, sem adição de muitas gorduras, açúcares ou outros ingredientes pouco saudáveis.

Aqui estão algumas sugestões de receitas saudáveis que você pode incluir no seu dia a dia:

1. Salada de quinoa com legumes e frango
- 1 xícara de quinoa cozida
- 1 xícara de legumes picados (cenoura, pimentão, tomate, cebola)
- 1 peito de frango grelhado e cortado em cubos
- 1 colher de sopa de azeite
- Suco de limão e sal a gosto

Misture a quinoa, os legumes e o frango em uma tigela. Tempere com azeite, suco de limão e sal a gosto. Sirva frio.

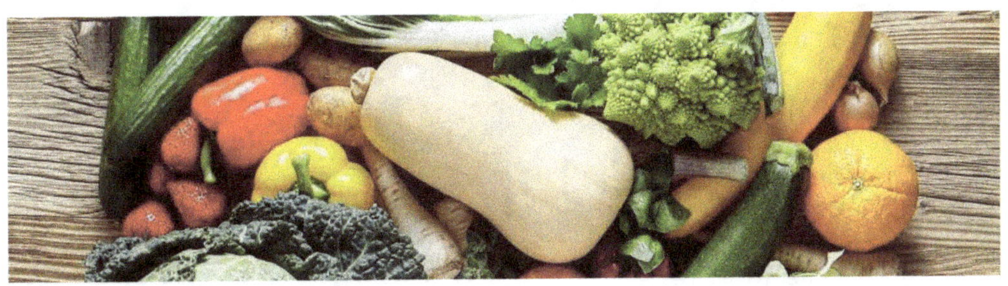

2. Salmão assado com legumes

- 4 filés de salmão
- 1 xícara de legumes picados (brócolis, couve-flor, cenoura, abobrinha)
- 1 colher de sopa de azeite
- Suco de limão, sal e pimenta a gosto

Pré-aqueça o forno a 200°C. Coloque os filés de salmão em uma assadeira e cubra com os legumes picados. Regue com azeite e tempere com suco de limão, sal e pimenta a gosto. Asse por cerca de 20 minutos, ou até que o salmão esteja cozido.

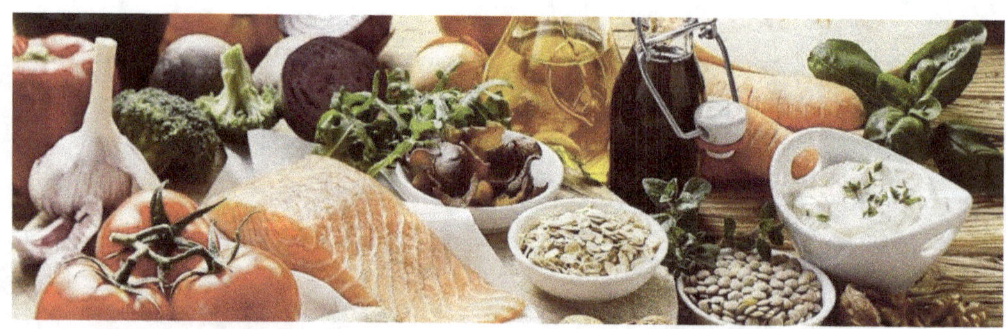

3. Smoothie de frutas e vegetais
- 1 xícara de frutas picadas
(morango, manga, abacaxi)
- 1 xícara de vegetais picados
(espinafre, couve)
- 1 xícara de água de coco
- Gelo a gosto

Misture todos os ingredientes em um liquidificador e bata até obter uma mistura homogênea. Sirva imediatamente.

Essas são apenas algumas ideias de receitas saudáveis que você pode incluir no seu livro. Lembre-se de adaptá-las para diferentes tipos de dietas e de fornecer informações nutricionais sobre cada receita para que os leitores possam tomar decisões informadas sobre sua alimentação.

Nota: Sempre procure a orientação e auxílio de um profissional de Nutrição.

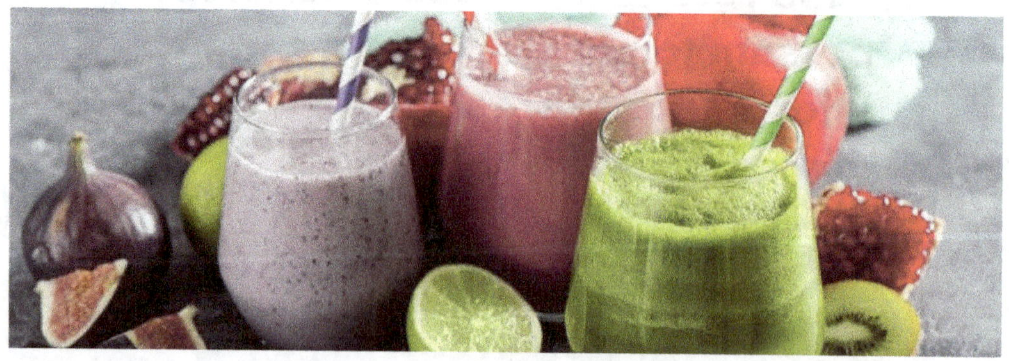

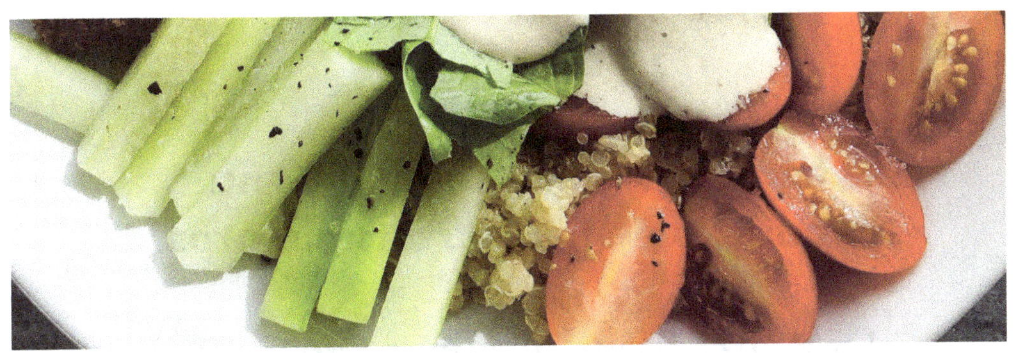

Capítulo 6
A Alimentação e a Saúde Mental

A relação entre alimentação e saúde mental é cada vez mais estudada pela ciência, e há evidências de que o que comemos pode afetar nossas emoções, humor e bem-estar. Neste capítulo, discutiremos o impacto da alimentação na saúde mental, e como escolher os alimentos certos pode melhorar o nosso bem-estar emocional.

1. A influência dos alimentos na produção de neurotransmissores

Os neurotransmissores são substâncias químicas responsáveis pela comunicação entre as células do cérebro. Eles desempenham um papel importante na regulação do humor, sono, apetite, memória e outras funções cognitivas. Alguns dos neurotransmissores mais conhecidos incluem a serotonina, dopamina e noradrenalina.

A alimentação pode afetar a produção e liberação desses neurotransmissores no cérebro.

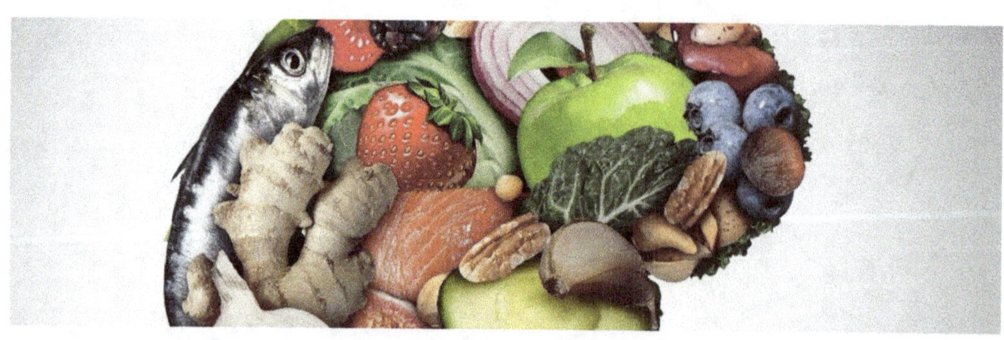

1. A influência dos alimentos na produção de neurotransmissores

Os neurotransmissores são substâncias químicas responsáveis pela comunicação entre as células do cérebro. Eles desempenham um papel importante na regulação do humor, sono, apetite, memória e outras funções cognitivas. Alguns dos neurotransmissores mais conhecidos incluem a serotonina, dopamina e noradrenalina.

A alimentação pode afetar a produção e liberação desses neurotransmissores no cérebro.

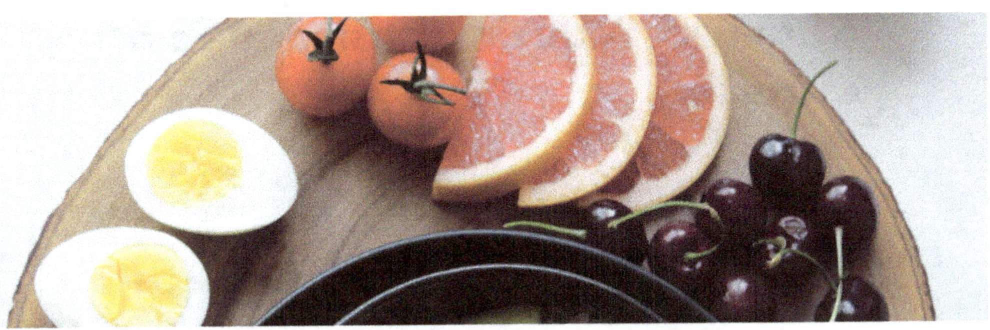

Eles desempenham um papel importante na regulação do humor, sono, apetite, memória e outras funções cognitivas. Alguns dos neurotransmissores mais conhecidos incluem a serotonina, dopamina e noradrenalina.

A alimentação pode afetar a produção e liberação desses neurotransmissores no cérebro. Por exemplo, a serotonina é produzida a partir do triptofano, um aminoácido presente em alimentos como carnes magras, peixes, ovos, queijo cottage e legumes. O consumo adequado de triptofano pode ajudar a aumentar os níveis de serotonina no cérebro, o que pode melhorar o humor e reduzir a ansiedade e o estresse.

Além disso, o consumo adequado de vitaminas e minerais pode ajudar na produção de neurotransmissores. A vitamina B6, encontrada em alimentos como bananas, nozes e frango, é necessária para a produção de serotonina, dopamina e noradrenalina. O zinco, encontrado em alimentos como carne vermelha, frutos do mar e grãos integrais, é importante para a produção de serotonina e outros neurotransmissores.

2. Alimentos que afetam a saúde do cérebro

O cérebro é um órgão complexo que requer uma variedade de nutrientes para funcionar corretamente. Alguns dos nutrientes mais importantes para a saúde do cérebro incluem ômega-3, vitaminas do complexo B, vitamina D e antioxidantes.

Os ácidos graxos ômega-3, encontrados em peixes oleosos como salmão e sardinha, nozes e sementes de linhaça, são essenciais para a saúde do cérebro. Eles são importantes para a formação e manutenção de células cerebrais, e estudos mostram que o consumo adequado de ômega-3 pode reduzir o risco de doenças neurodegenerativas como o Alzheimer.

As vitaminas do complexo B, encontradas em alimentos como carne, peixe, ovos e grãos integrais, são importantes para a produção de neurotransmissores e para a saúde do sistema nervoso central. A vitamina B12, em particular, é importante para a saúde mental e pode estar relacionada à depressão e outras doenças mentais.

A vitamina D, que é produzida pela exposição ao sol e encontrada em alimentos como peixes gordurosos e ovos, também é importante para a saúde do cérebro. Estudos mostram que a deficiência de vitamina D pode estar associada a doenças mentais como a depressão.

Os antioxidantes, encontrados em frutas, verduras e legumes, protegem as células cerebrais do estresse oxidativo e do envelhecimento

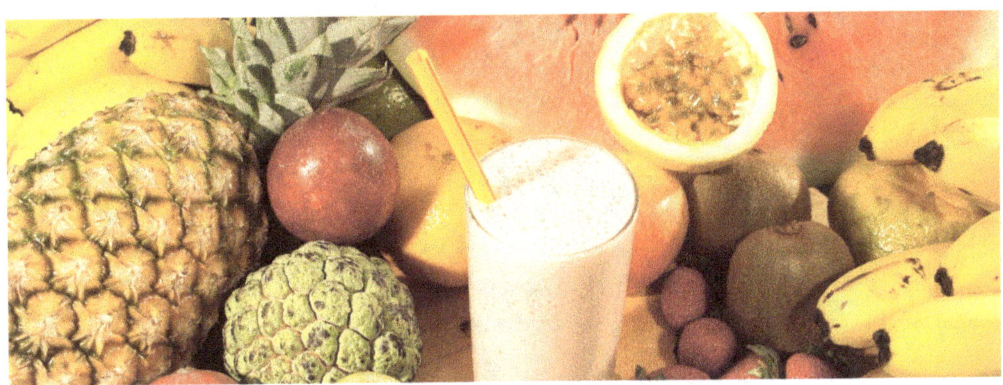

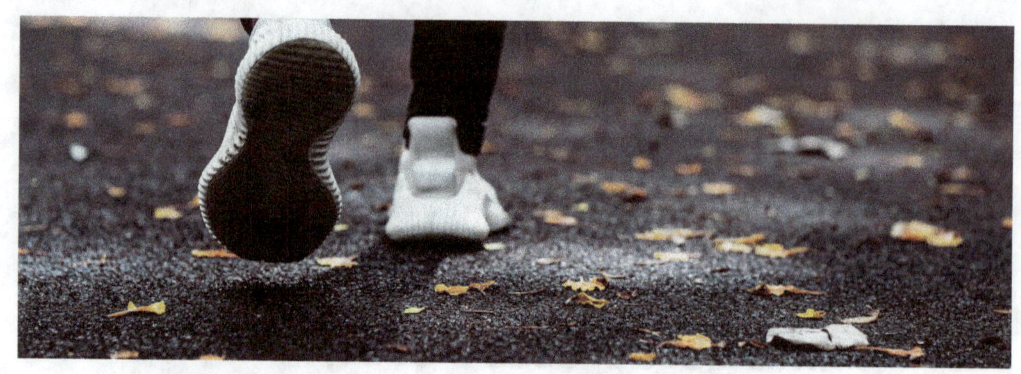

Capítulo 7
A importância da atividade física

A atividade física regular é essencial para uma vida saudável e feliz. Além de ajudar a manter um peso saudável, a prática regular de exercícios físicos pode melhorar a saúde cardiovascular, reduzir o risco de doenças crônicas, fortalecer os músculos e ossos e melhorar o humor e a qualidade do sono.

Combinar a atividade física com uma alimentação saudável é uma ótima maneira de maximizar os benefícios para a saúde. Uma dieta equilibrada e rica em nutrientes fornece ao corpo a energia necessária para realizar atividades físicas, enquanto a atividade física ajuda a manter um metabolismo saudável e a absorção adequada de nutrientes.

Existem muitas opções para a prática de atividades físicas, desde caminhadas e corridas ao ar livre até treinamento de força em academias. Escolher uma atividade que você goste pode ajudar a tornar a prática regular de exercícios mais fácil e divertida.

Algumas das atividades físicas mais populares incluem:

- Caminhada: é uma das atividades físicas mais simples e acessíveis, e pode ser realizada em quase qualquer lugar. Caminhar ajuda a fortalecer os músculos e ossos, reduzir o risco de doenças crônicas e melhorar o humor.

- Corrida: é uma ótima maneira de aumentar a resistência e a capacidade cardiovascular. A corrida também pode ajudar a reduzir o risco de doenças crônicas e melhorar a saúde mental.

- Treinamento de força: envolve o uso de pesos, halteres e outras formas de resistência para fortalecer os músculos e ossos. O treinamento de força é uma ótima maneira de melhorar a força e a resistência muscular, bem como a saúde óssea.

- Ioga: é uma forma de atividade física que combina movimentos suaves com técnicas de respiração para melhorar a flexibilidade, a força muscular e a saúde mental. Além disso, é importante lembrar que mesmo pequenas mudanças em sua rotina diária podem fazer uma grande diferença na sua saúde e bem-estar. Subir escadas em vez de usar o elevador, caminhar até o trabalho em vez de dirigir e fazer pausas regulares para alongamentos podem ajudar a manter o corpo ativo e saudável.

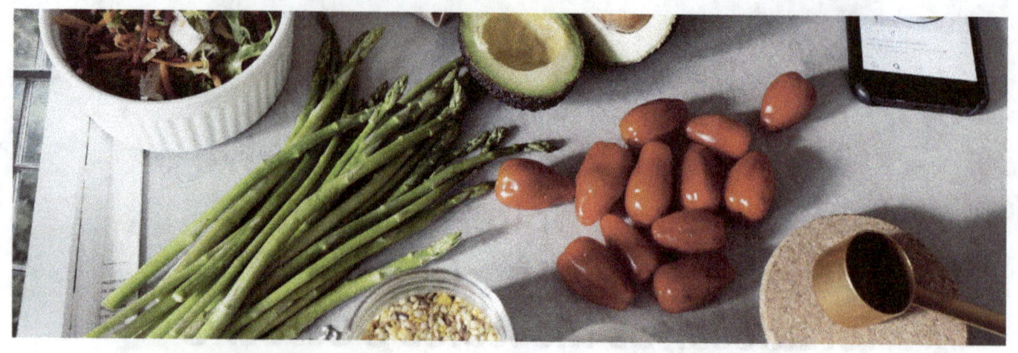

Capítulo 8
Alimentos funcionais

Os alimentos funcionais são aqueles que fornecem benefícios adicionais à saúde além dos nutrientes básicos. Esses alimentos são ricos em compostos bioativos, como antioxidantes, fibras, probióticos e outros nutrientes que podem ter um impacto positivo na saúde.

Alimentos ricos em antioxidantes, como frutas vermelhas, verduras escuras, nozes e sementes, ajudam a neutralizar os radicais livres que podem danificar as células e levar a doenças crônicas como câncer, doenças cardíacas e doenças neurodegenerativas.

Os antioxidantes também podem ajudar a reduzir a inflamação no corpo, o que é um fator chave em muitas doenças.
Os probióticos são bactérias benéficas que vivem no intestino e ajudam a manter um equilíbrio saudável de bactérias no sistema digestivo. Alimentos como iogurte, kefir, chucrute e kimchi são ricos em probióticos e podem ajudar a melhorar a saúde intestinal, reduzir a inflamação e fortalecer o sistema imunológico.
As fibras são outro nutriente importante encontrado em alimentos funcionais, como grãos integrais, frutas, verduras e legumes. A fibra ajuda a manter a saúde intestinal, reduzir o colesterol, controlar o açúcar no sangue e promover a saciedade, o que pode ajudar a controlar o peso.

Ao incorporar alimentos funcionais em uma dieta equilibrada, é possível obter uma ampla gama de benefícios para a saúde. Aqui estão algumas receitas saudáveis que incorporam alimentos funcionais:

1. Salada de couve com frutas vermelhas e nozes
Ingredientes:
- 1 maço de couve manteiga picada finamente
- 1 xícara de frutas vermelhas (morangos, amoras, framboesas)
- 1/2 xícara de nozes picadas
- 1/4 xícara de queijo de cabra despedaçado
- 2 colheres de sopa de azeite
- 1 colher de sopa de vinagre balsâmico
- Sal e pimenta a gosto

Modo de preparo:
- Misture a couve, as frutas vermelhas, as nozes e o queijo de cabra em uma tigela grande.
- Em uma tigela separada, misture o azeite, o vinagre balsâmico, o sal e a pimenta.
- Despeje a mistura de azeite sobre a salada e misture bem.
- Sirva frio.

2. Smoothie de kefir com frutas vermelhas

Ingredientes:
- 1 xícara de kefir
- 1/2 xícara de frutas vermelhas (morangos, amoras, framboesas)
- 1 banana
- 1 colher de sopa de mel

Modo de preparo:
1. Misture todos os ingredientes em um liquidificador.
2. Bata até obter uma mistura homogênea.
3. Sirva imediatamente.

Além disso, há alimentos com propriedades anti-inflamatórias, que podem ajudar a prevenir doenças crônicas como diabetes, câncer e doenças cardíacas. Alguns exemplos de alimentos funcionais anti-inflamatórios incluem:

- Frutas e vegetais ricos em vitamina C, como laranjas, kiwis, brócolis e pimentão;
- Peixes ricos em ômega-3, como salmão, sardinha e atum;
- Nozes e sementes, como amêndoas, castanhas e sementes de linhaça;
- Chá verde, que contém compostos antioxidantes chamados catequinas;
- Cúrcuma, uma especiaria com propriedades anti-inflamatórias e antioxidantes.

Para incluir mais alimentos funcionais em sua dieta, é importante variar as escolhas alimentares e incluir diferentes tipos de alimentos em cada refeição. Algumas receitas que incluem alimentos funcionais são:

- Salada de quinoa com espinafre e abacate: a quinoa é uma fonte de proteína vegetal, enquanto o espinafre e o abacate são ricos em antioxidantes. Para fazer a salada, basta cozinhar a quinoa e misturá-la com espinafre, abacate, tomate e limão.

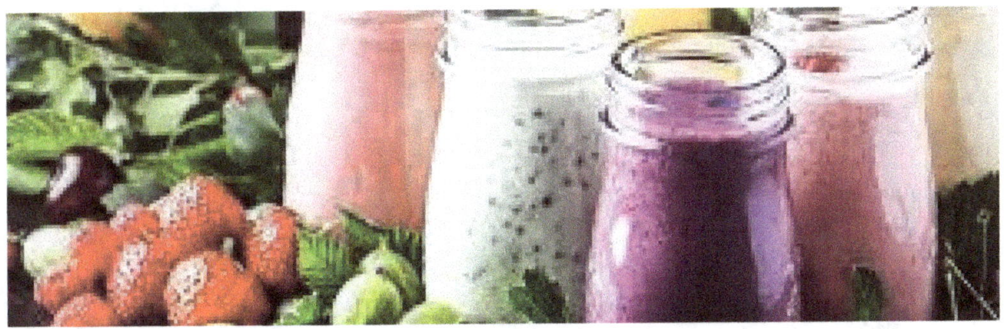

- Smoothie de frutas vermelhas com chia: as frutas vermelhas são ricas em antioxidantes, enquanto as sementes de chia são uma fonte de fibras e ácidos graxos ômega-3. Para fazer o smoothie, basta misturar frutas vermelhas congeladas com leite de amêndoa, sementes de chia e adoçante natural, se desejar.

- Salmão assado com brócolis: o salmão é uma fonte de proteína e ômega-3, enquanto o brócolis é rico em vitamina C e compostos anti-inflamatórios. Para fazer a receita, basta temperar o salmão com ervas e limão, e assá-lo junto com o brócolis no forno.

Ao incluir alimentos funcionais em sua dieta, é importante lembrar que eles não substituem uma dieta equilibrada e variada. Eles devem ser parte de uma alimentação saudável e não devem ser consumidos em excesso, já que tudo em excesso pode ser prejudicial à saúde.

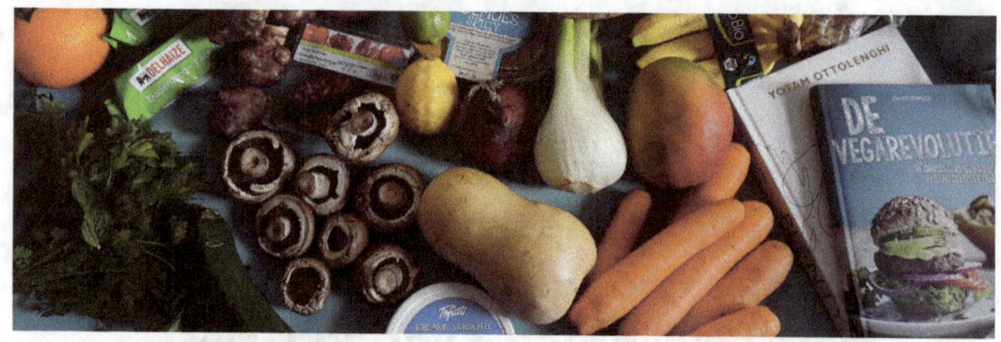

Capítulo 9
Dieta equilibrada

Um dos principais pilares da alimentação saudável é seguir uma dieta equilibrada, que inclui uma variedade de alimentos e quantidades adequadas de nutrientes essenciais. Uma dieta equilibrada é essencial para manter um corpo saudável e funcionando corretamente, e pode ajudar a prevenir uma série de problemas de saúde a longo prazo, como doenças cardíacas, diabetes e obesidade.

Uma dieta equilibrada deve incluir uma variedade de alimentos de todos os grupos alimentares, incluindo frutas, vegetais, proteínas, carboidratos, gorduras saudáveis e laticínios (se tolerados). Os macronutrientes (proteínas, carboidratos e gorduras) devem ser consumidos em proporções adequadas, e a ingestão de micronutrientes (vitaminas e minerais) também deve ser considerada.

Aqui estão algumas dicas práticas para seguir uma dieta equilibrada:

1. **Consuma uma variedade de frutas e vegetais:** Eles são ricos em vitaminas, minerais, fibras e antioxidantes, e ajudam a prevenir doenças crônicas. Tente incluir pelo menos 5 porções de frutas e vegetais por dia em sua dieta.

2. **Consuma carboidratos complexos:** Escolha carboidratos integrais em vez de refinados, pois eles fornecem energia de forma mais lenta e estável. Alimentos como arroz integral, pão integral, massa integral e quinoa são boas opções.

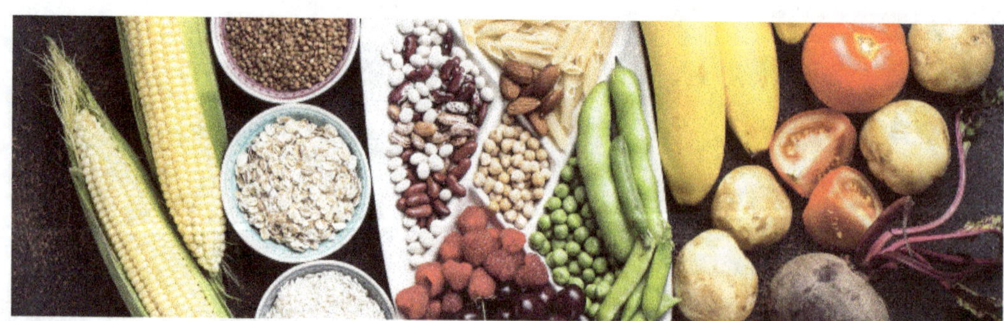

3. Consuma proteínas magras:
Escolha fontes de proteínas
magras, como frango, peixe, tofu,
ovos e leguminosas, em vez de
proteínas gordurosas, como
carnes vermelhas. As proteínas
são importantes para a
construção e reparação de
tecidos, além de manter a
sensação de saciedade.

4. Limite a ingestão de gorduras
saturadas e trans: Estas gorduras
podem aumentar o risco de
doenças cardíacas. Escolha
gorduras saudáveis, como óleos
vegetais, nozes e sementes.

5. Beba água suficiente: A água
ajuda na digestão, regula a
temperatura corporal e ajuda a
manter a pele saudável. Tente
beber pelo menos 2 litros de água
por dia.

6. Limite a ingestão de alimentos processados e açúcares adicionados: Estes alimentos geralmente são ricos em calorias, gorduras saturadas, açúcares adicionados e sódio, e podem contribuir para o ganho de peso e problemas de saúde a longo prazo. Tente limitar o consumo de alimentos processados e escolha opções mais saudáveis, como frutas e vegetais frescos.

7. Planeje suas refeições: Planeje suas refeições com antecedência para garantir que você está recebendo uma variedade de nutrientes. Tente preparar suas próprias refeições em vez de depender de alimentos processados ou fast food.

Lembre-se de que uma dieta equilibrada não precisa ser restritiva ou difícil de seguir. Com a escolha certa de alimentos e planejamento adequado, você pode ter uma dieta equilibrada e deliciosa.

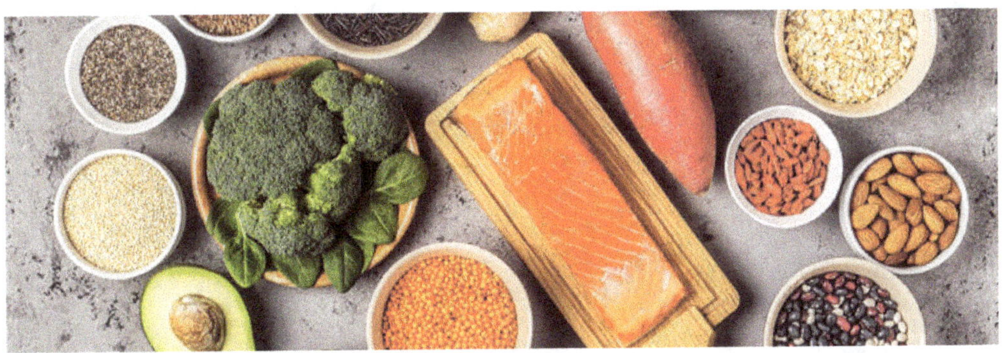

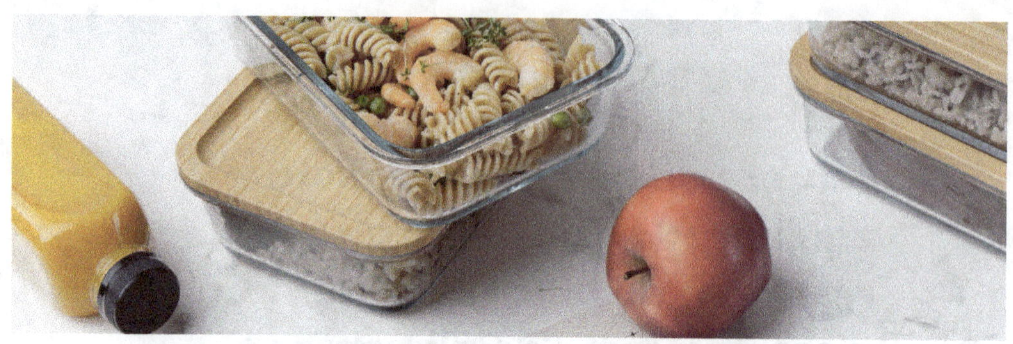

Capítulo 10
Planejamento Alimentar

Um dos principais desafios para uma alimentação saudável é a falta de tempo e organização na hora de escolher e preparar as refeições. É comum optarmos por alimentos rápidos e práticos, muitas vezes industrializados e pouco nutritivos. Para contornar essa situação, o planejamento alimentar pode ser uma excelente estratégia para garantir uma dieta equilibrada e saudável.

Neste capítulo, vamos abordar as etapas do planejamento alimentar, desde a lista de compras até a preparação das refeições, para ajudá-lo a organizar sua rotina alimentar de forma prática e saudável.

1. Faça uma lista de compras

O primeiro passo para um planejamento alimentar eficiente é fazer uma lista de compras. É importante listar todos os alimentos necessários para as refeições da semana, levando em consideração a variedade e a qualidade dos alimentos. Inclua frutas, verduras, legumes, grãos integrais, carnes magras, peixes e laticínios.

2. Escolha alimentos saudáveis

Ao fazer a lista de compras, opte por alimentos saudáveis e nutritivos. Dê preferência a alimentos frescos e minimamente processados, que são mais ricos em nutrientes e menos calóricos do que alimentos industrializados. Evite alimentos ricos em açúcar, gordura e sódio, que podem prejudicar a saúde a longo prazo.

3. Planeje as refeições da semana

Com a lista de compras em mãos, é hora de planejar as refeições da semana. Defina o cardápio para café da manhã, almoço, jantar e lanches. Lembre-se de incluir variedade de alimentos e nutrientes em cada refeição. Uma boa estratégia é montar um cardápio semanal, para não cair na rotina e garantir variedade.

4. Cozinhe em quantidade

Uma forma de economizar tempo e garantir refeições saudáveis é cozinhar em quantidade. Prepare receitas que possam ser congeladas e reaquecidas facilmente, como sopas, ensopados e massas. Isso ajuda a evitar a tentação de recorrer a alimentos pouco saudáveis quando a fome bater.

5. Organize a cozinha

Para facilitar o preparo das refeições, é importante manter a cozinha organizada. Mantenha os alimentos frescos à vista e os alimentos secos em potes bem identificados. Organize os utensílios e panelas por tamanho e frequência de uso, para facilitar o acesso. Mantenha a cozinha limpa e higienizada, para evitar contaminação dos alimentos.

O planejamento alimentar é uma excelente estratégia para garantir uma dieta equilibrada e saudável, mesmo com a correria do dia a dia. Com organização e dedicação, é possível incluir variedade de alimentos e nutrientes em todas as refeições, mantendo uma alimentação saudável e prática. Comece a planejar suas refeições hoje mesmo e sinta a diferença na sua saúde e bem-estar.

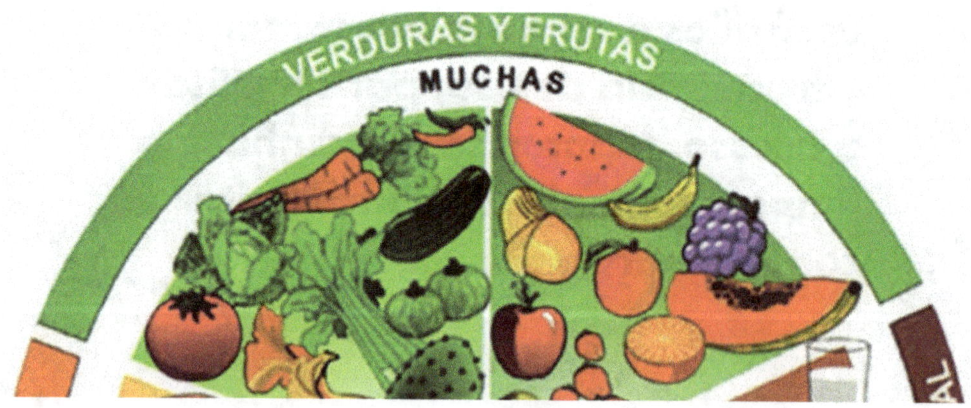

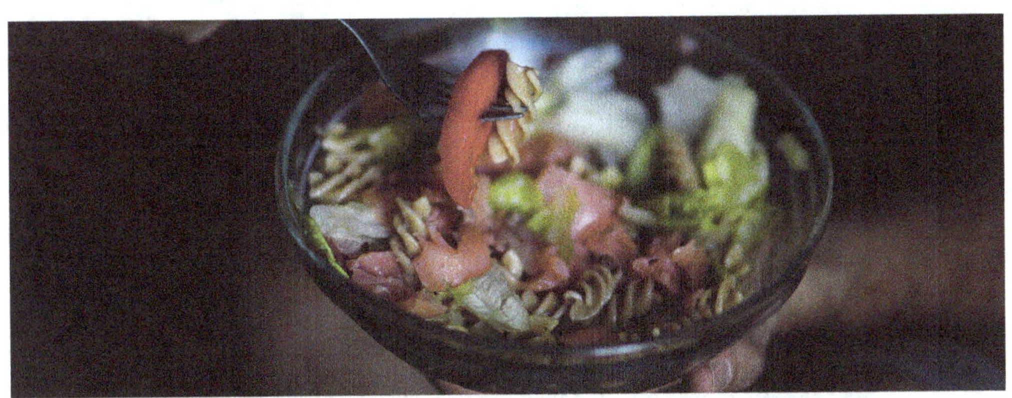

Capítulo 11
Alimentação Consciente

A alimentação consciente é uma abordagem para a alimentação que enfatiza a atenção plena e a consciência do corpo e das emoções ao comer. Ela pode ajudar as pessoas a melhorar sua relação com a comida e evitar comportamentos alimentares prejudiciais, como comer em excesso ou de forma emocional. Neste capítulo, discutiremos os princípios da alimentação consciente e como aplicá-los à sua vida cotidiana.

O que é alimentação consciente?

A alimentação consciente, também conhecida como mindfulness alimentar, é uma abordagem para a alimentação que se concentra na atenção plena e na consciência do corpo e das emoções ao comer. Em vez de simplesmente comer automaticamente, a alimentação consciente envolve estar presente no momento e experimentar plenamente a comida.

Os princípios da alimentação consciente

A alimentação consciente envolve alguns princípios fundamentais, que incluem:

1. Comer com atenção plena:
Preste atenção ao que você está
comendo e como isso afeta seu
corpo e suas emoções. Saboreie
cada mordida e experimente os
diferentes sabores, texturas e
aromas dos alimentos.

2. Respeitar os sinais do seu
corpo: O corpo é capaz de indicar
quando estamos com fome e
quando estamos satisfeitos.
Aprenda a ouvir e respeitar os
sinais do seu corpo e comer de
acordo com as suas necessidades.

3. Ser gentil consigo mesmo: Evite
julgar a si mesmo ou aos
alimentos que você come. Em vez
disso, pratique a autoaceitação e
a gratidão pela comida que você
tem.

4. Focar na qualidade dos alimentos: Em vez de se concentrar apenas na quantidade de alimentos que você come, foque na qualidade dos alimentos que você escolhe. Escolha alimentos saudáveis e nutritivos, como frutas, legumes, grãos integrais e proteínas magras.

5. Planejar as refeições com antecedência: Planejar as refeições com antecedência pode ajudar a evitar escolhas alimentares impulsivas e pouco saudáveis.

Como praticar a alimentação consciente

Aqui estão algumas dicas para ajudar você a praticar a alimentação consciente:

- Coma devagar e preste atenção ao que está comendo. Saboreie cada mordida e experimente os diferentes sabores, texturas e aromas dos alimentos.

- Evite distrações enquanto come. Desligue a TV e o celular e concentre-se apenas na comida e nas sensações do seu corpo enquanto come.

- Aprenda a ouvir os sinais do seu corpo. Preste atenção aos sinais de fome e saciedade do seu corpo e coma de acordo com as suas necessidades.

- Escolha alimentos saudáveis e nutritivos. Em vez de se concentrar apenas na quantidade de alimentos que você come, foque na qualidade dos alimentos que você escolhe.

- Planeje as refeições com antecedência. Planejar as refeições com antecedência pode ajudar a evitar escolhas alimentares impulsivas e pouco saudáveis.

Benefícios da alimentação consciente

Praticar a alimentação consciente pode ter vários benefícios para a saúde, incluindo:

- Melhora a digestão e a absorção de nutrientes.

Aqui estão algumas técnicas que podem ser usadas para praticar a alimentação consciente:

- **Coma devagar:** Saboreie cada mordida, mastigue bem e preste atenção no sabor e na textura dos alimentos.

- **Preste atenção nos sinais do seu corpo:** Coma apenas quando estiver com fome e pare de comer quando estiver satisfeito.

- **Elimine distrações:** Desligue a TV e o telefone celular, e concentre-se em sua refeição e nos sinais que seu corpo está enviando.

- **Seja grato:** Aprecie e agradeça pelo alimento que está consumindo, reconhecendo o esforço que foi necessário para produzi-lo.

- **Mantenha um diário alimentar:** Anote o que você come, como se sente antes e depois de comer e quais foram seus sinais de fome e saciedade. Isso pode ajudar a identificar padrões e a entender melhor seus hábitos alimentares.

- **Aprenda a lidar com emoções:** Reconheça quando está comendo por emoção e procure alternativas saudáveis para lidar com as emoções, como a prática de atividades físicas ou hobbies.

- **Pratique a moderação:** Permita-se comer alimentos indulgentes em pequenas quantidades, sem culpa, e valorize a alimentação como uma forma de nutrir o corpo e a mente.

- Seja flexível: Não se preocupe com uma alimentação perfeita o tempo todo. Permite-se comer alimentos menos saudáveis ocasionalmente e aprenda a compensar com escolhas alimentares saudáveis no dia a dia.

Ao praticar a alimentação consciente, você pode desfrutar mais de sua alimentação, melhorar sua relação com a comida e evitar comportamentos alimentares prejudiciais.

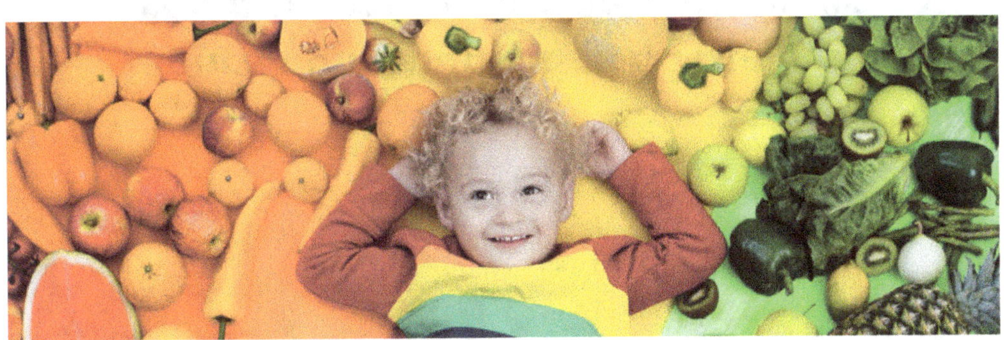

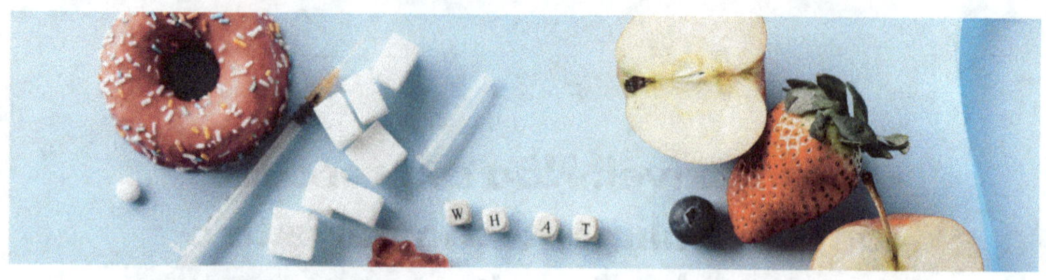

Capítulo 12
Alimentação e a prevenção de doenças

A escolha de uma alimentação saudável não só contribui para uma melhor qualidade de vida, como também pode ajudar na prevenção de diversas doenças crônicas, como diabetes, doenças cardíacas, hipertensão e alguns tipos de câncer. Neste capítulo, vamos discutir como a alimentação pode desempenhar um papel importante na prevenção dessas doenças, e quais são os nutrientes e alimentos que devem ser incluídos na dieta para garantir uma saúde melhor.

Diabetes

O diabetes é uma doença crônica que afeta a forma como o corpo processa o açúcar no sangue. Existem dois tipos de diabetes, o tipo 1 e o tipo 2. O tipo 1 é uma condição autoimune que geralmente se desenvolve na infância ou adolescência, e o tipo 2 é mais comum em adultos e está fortemente relacionado à obesidade e à falta de atividade física. Em ambos os casos, a alimentação saudável desempenha um papel fundamental na prevenção e no tratamento do diabetes.

Alguns nutrientes que são especialmente importantes para prevenir o diabetes incluem:

- **Fibras:** As fibras ajudam a regular o açúcar no sangue, reduzindo o risco de diabetes. As fontes de fibras incluem frutas, verduras, legumes, grãos integrais e sementes.

- **Magnésio:** O magnésio ajuda a regular o açúcar no sangue e melhora a sensibilidade à insulina. Boas fontes de magnésio incluem espinafre, nozes, sementes, abacate e grãos integrais.

- **Vitamina D:** A vitamina D é importante para a saúde das células beta do pâncreas, que produzem insulina. Ela pode ser encontrada em peixes gordurosos, gema de ovo e em alimentos fortificados com vitamina D.

- Ácidos graxos ômega-3: Os ácidos graxos ômega-3 ajudam a melhorar a sensibilidade à insulina e reduzem a inflamação, reduzindo o risco de diabetes. Eles podem ser encontrados em peixes gordurosos, como salmão e sardinha, nozes, sementes de linhaça e chia.

Além desses nutrientes, é importante evitar alimentos processados e com alto teor de açúcar, como refrigerantes, doces e alimentos industrializados.

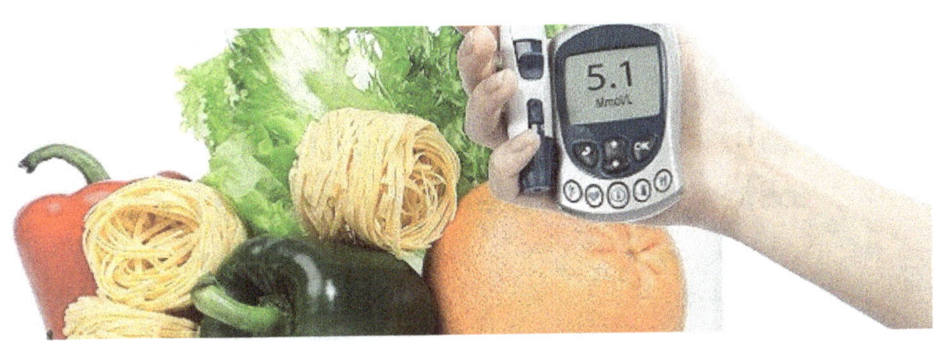

Doenças cardíacas

As doenças cardíacas são uma das principais causas de morte em todo o mundo. A dieta desempenha um papel fundamental na prevenção dessas doenças. Alguns nutrientes que são importantes para prevenir doenças cardíacas incluem:

- Ácidos graxos ômega-3: Os ácidos graxos ômega-3 ajudam a reduzir o colesterol LDL (o "mau" colesterol) e reduzem o risco de doenças cardíacas. Eles podem ser encontrados em peixes gordurosos, como salmão e sardinha, nozes, sementes de linhaça e chia.

- Fibras solúveis: As fibras solúveis ajudam a reduzir o colesterol LDL e reduzem o risco

Além disso, uma alimentação saudável também pode ajudar a manter o sistema imunológico forte e prevenir doenças infecciosas.

Para prevenir doenças crônicas, é importante seguir uma dieta equilibrada e variada, que inclua uma ampla variedade de frutas, legumes, grãos integrais, proteínas magras e gorduras saudáveis. Esses alimentos são ricos em nutrientes que ajudam a prevenir doenças, como vitaminas, minerais, antioxidantes e fibras.

Alguns exemplos de alimentos que podem ajudar na prevenção de doenças incluem:

- Frutas e legumes: ricos em vitaminas, minerais e antioxidantes que ajudam a prevenir doenças cardíacas, câncer e outras doenças crônicas. Procure consumir uma variedade de cores de frutas e legumes para obter uma ampla gama de nutrientes.
- Grãos integrais: ricos em fibras e nutrientes, os grãos integrais ajudam a prevenir doenças cardíacas, diabetes e câncer.
- Proteínas magras: carnes magras, aves, peixes, legumes e nozes são boas fontes de proteínas magras, que ajudam a manter a massa muscular e a prevenir doenças crônicas.

- Gorduras saudáveis: gorduras insaturadas, encontradas em alimentos como nozes, sementes, abacates e óleos vegetais, ajudam a prevenir doenças cardíacas.

Ao seguir uma alimentação saudável e equilibrada, os benefícios para a saúde podem ser significativos. No entanto, é importante lembrar que a alimentação não é o único fator na prevenção de doenças, e que a prática de exercícios físicos regulares, a redução do estresse e outras mudanças no estilo de vida também são importantes.

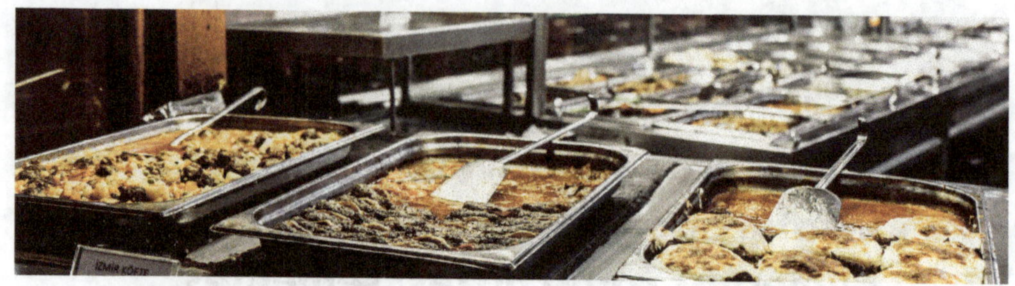

Capítulo 13
Escolhas alimentares saudáveis fora de casa

Com a correria do dia a dia, muitas vezes é difícil preparar refeições saudáveis em casa e acabamos recorrendo a restaurantes e fast foods. Além disso, quando saímos para eventos sociais e viagens, pode ser ainda mais difícil manter uma alimentação saudável. Porém, é possível fazer escolhas alimentares saudáveis fora de casa com algumas dicas simples.

1. Pesquise opções de restaurantes saudáveis: Antes de sair de casa, pesquise restaurantes que oferecem opções de refeições saudáveis e com ingredientes frescos. Muitos restaurantes têm cardápios online disponíveis, onde é possível verificar as opções de pratos e ingredientes utilizados.

2. Faça escolhas inteligentes: Quando chegar ao restaurante, faça escolhas inteligentes. Opte por pratos que incluam legumes, verduras e grãos integrais, e evite alimentos processados e fritos. Também é importante prestar atenção às porções, já que muitos restaurantes servem porções maiores do que as recomendadas.

3. Planeje com antecedência: Se você sabe que vai a um evento social ou viagem, planeje com antecedência. Leve lanches saudáveis como frutas, barras de proteína ou nozes para evitar escolhas pouco saudáveis entre as refeições.

4. Fique atento às bebidas: As bebidas também podem ser uma fonte de calorias vazias e açúcar adicionado. Opte por água, chá sem açúcar ou sucos naturais em vez de refrigerantes e bebidas alcoólicas.

5. Evite excessos: Comer fora de casa não significa que você precisa comer em excesso. Tente controlar suas porções e não se sinta pressionado a comer tudo o que é servido.

6. Faça substituições saudáveis:
Muitos restaurantes estão
dispostos a fazer substituições
saudáveis nos pratos, como
trocar fritas por legumes no
acompanhamento. Não tenha
medo de pedir. Hoje há uma
preocupação em sempre servir o
que é saudável.

7. Preste atenção aos rótulos: Se
estiver comprando alimentos
embalados em uma viagem ou
evento social, leia os rótulos
cuidadosamente para escolher
opções mais saudáveis. Preste
atenção à quantidade de açúcar,
sódio e gordura saturada nos
alimentos.

Com essas dicas, é possível fazer escolhas alimentares saudáveis fora de casa e manter uma dieta equilibrada mesmo com a correria do dia a dia. Lembre-se de que pequenas escolhas saudáveis a longo prazo fazem uma grande diferença na sua saúde e bem-estar.

Lembre-se de sempre seguir a orientação de um Nutricionista, para que as suas escolhas alimentares seja de acordo com a sua necessidade, e acompanhando a sua dieta.

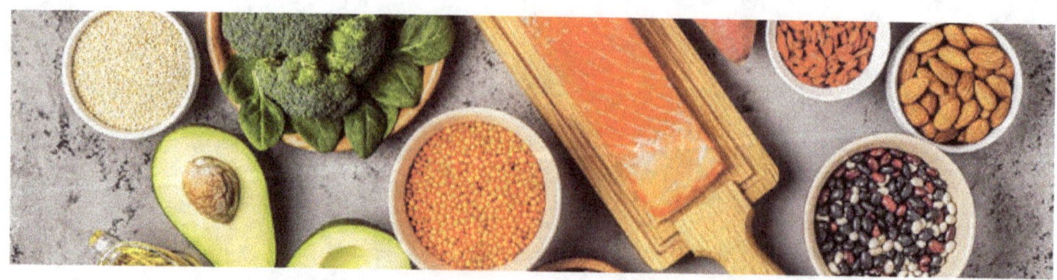

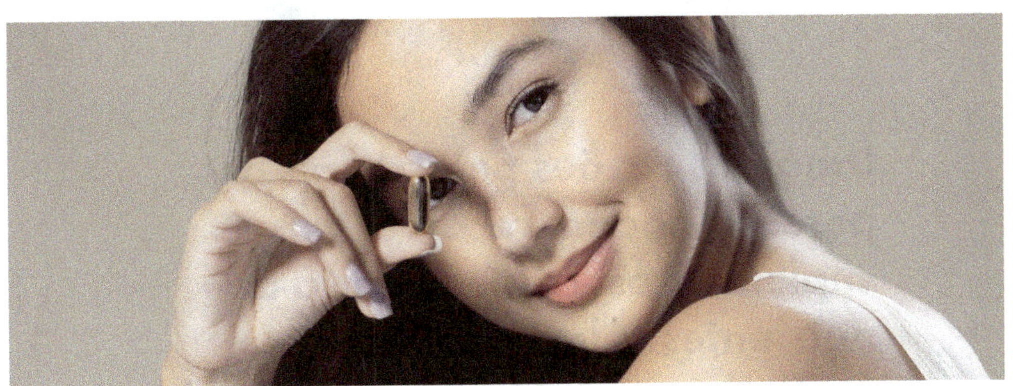

Capítulo 14
A suplementação alimentar

A suplementação alimentar é uma prática que envolve o uso de suplementos nutricionais para complementar a dieta e atender às necessidades de nutrientes específicos. Embora a maioria das pessoas possa obter todos os nutrientes de que precisa por meio de uma alimentação equilibrada, em algumas situações a suplementação pode ser necessária.

Uma das razões pelas quais as pessoas podem recorrer aos suplementos é a deficiência de nutrientes. Algumas pessoas podem ter uma dieta inadequada ou condições médicas que afetam a absorção de nutrientes, o que pode levar a deficiências nutricionais. Em casos como esses, a suplementação pode ser necessária para preencher a lacuna nutricional.

Além disso, certas condições médicas podem requerer uma maior ingestão de nutrientes do que o normal. Por exemplo, mulheres grávidas precisam de uma quantidade maior de ácido fólico para prevenir defeitos congênitos no feto, enquanto pessoas com osteoporose podem precisar de mais cálcio e vitamina D para manter a saúde dos ossos.

No entanto, é importante lembrar que nem todos os suplementos são criados iguais e que alguns podem ser prejudiciais à saúde se consumidos em excesso. Por isso, é essencial consultar um profissional de saúde antes de iniciar a suplementação, especialmente se você tiver condições médicas ou estiver tomando medicamentos.

Em relação aos suplementos que podem ser úteis para melhorar a saúde, alguns dos mais comuns incluem:

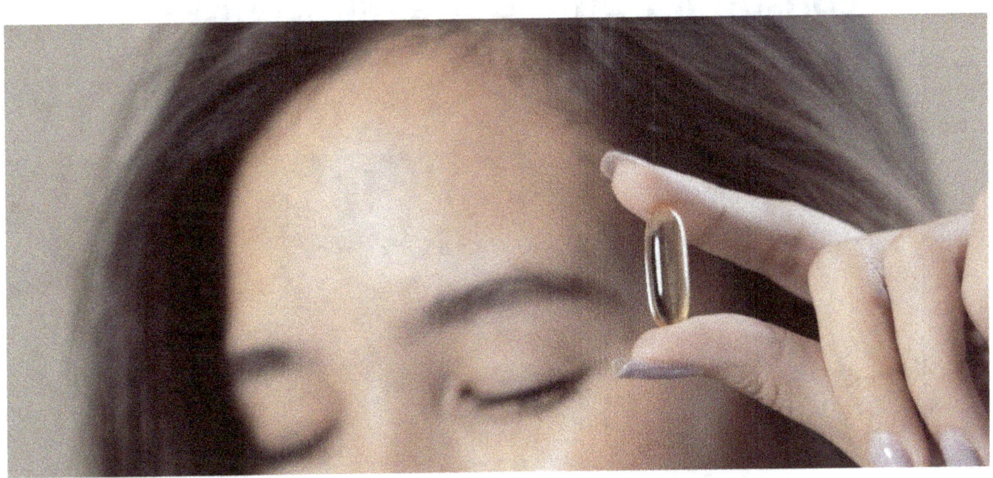

1. **Multivitamínicos:** são suplementos que contêm uma variedade de vitaminas e minerais. Eles podem ser úteis para preencher a lacuna nutricional em pessoas que têm dificuldade em obter todos os nutrientes necessários por meio da alimentação.

2. **Ômega-3:** são ácidos graxos essenciais que ajudam a manter a saúde do coração e do cérebro. Eles podem ser encontrados em alimentos como peixes oleosos, nozes e sementes, mas muitas pessoas podem ter dificuldade em consumir quantidades suficientes desses alimentos.

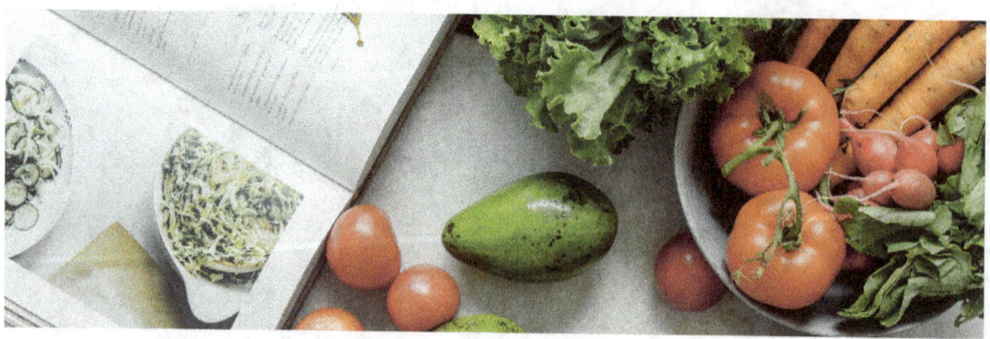

3. Probióticos: são bactérias benéficas que ajudam a manter o equilíbrio da flora intestinal. Eles podem ser encontrados em alimentos fermentados, como iogurte, kimchi e chucrute, mas também estão disponíveis em forma de suplemento.

4. Vitamina D: é importante para a saúde óssea e imunológica, e a maioria das pessoas obtém a maior parte dela por meio da exposição ao sol. No entanto, muitas pessoas podem ter deficiência de vitamina D, especialmente em regiões com pouca exposição solar ou durante os meses de inverno.

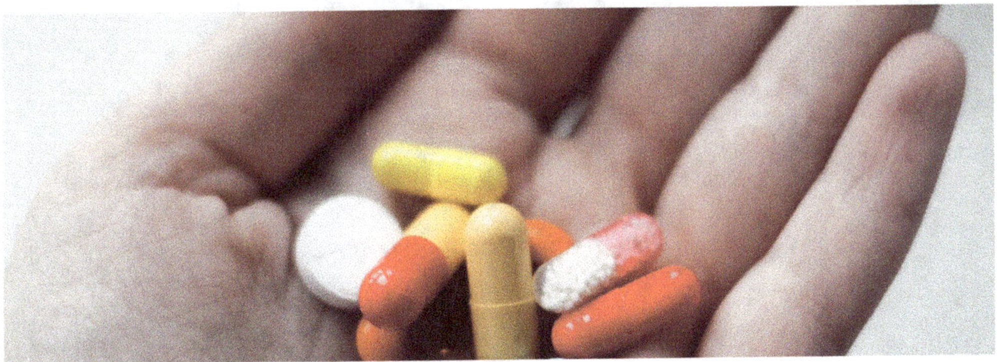

Conclusão, a suplementação alimentar pode ser necessária em algumas situações para preencher a lacuna nutricional ou atender às necessidades específicas de nutrientes. No entanto, é importante lembrar que os suplementos devem ser tomados sob orientação de um profissional de saúde e que nem todos os suplementos são seguros ou eficazes.

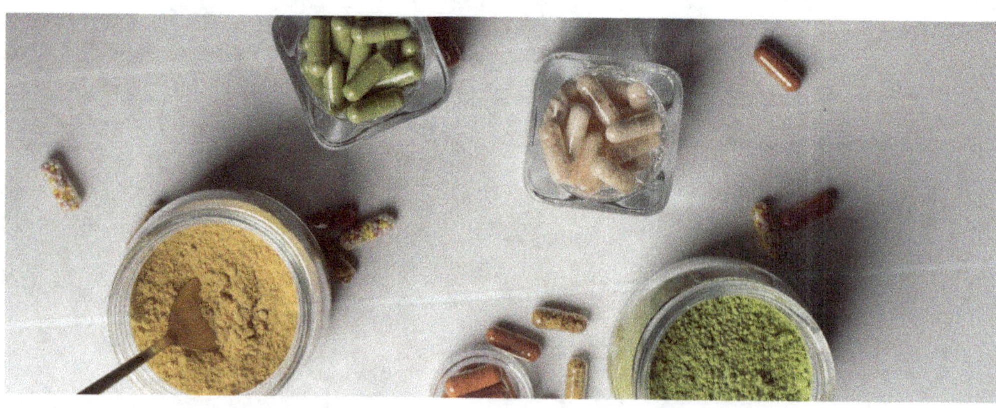

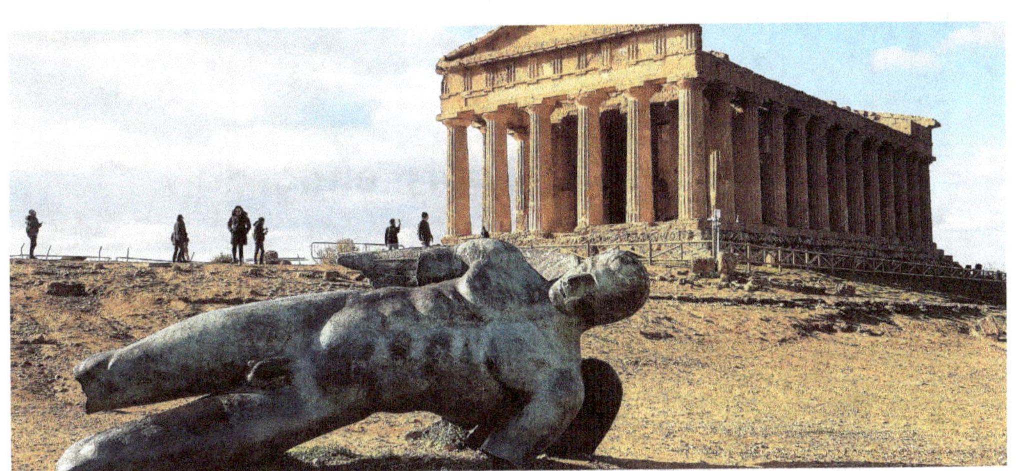

Capítulo 15
Mitos Alimentares

Há muitos mitos em torno de alimentos e nutrição, e eles podem levar a decisões alimentares prejudiciais à saúde. É importante esclarecer esses mitos e fornecer informações precisas para ajudar as pessoas a fazer escolhas alimentares saudáveis e baseadas em fatos.

Mito 1: Comer gordura engorda

Este é um dos mitos alimentares mais comuns e prejudiciais. Na verdade, a gordura é essencial para o bom funcionamento do corpo, incluindo a produção de hormônios e a absorção de vitaminas. A chave para uma alimentação saudável é escolher gorduras saudáveis, como as encontradas em abacate, nozes, sementes e peixes gordos, em vez de gorduras saturadas e trans encontradas em alimentos processados.

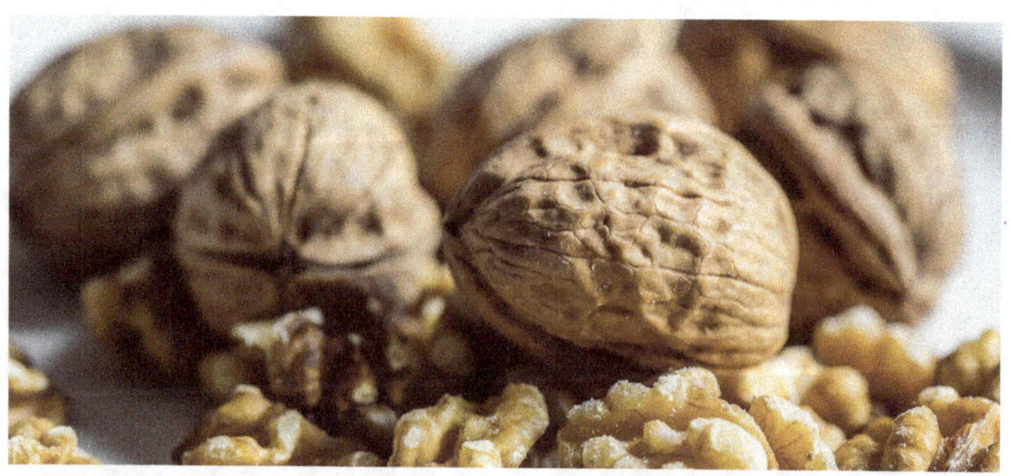

Mito 2: Comer carboidratos faz você engordar

Os carboidratos são uma fonte importante de energia para o corpo, e evitá-los completamente pode levar à falta de energia e baixo desempenho físico. A chave é escolher carboidratos complexos, como aqueles encontrados em grãos integrais, frutas e vegetais, em vez de carboidratos refinados encontrados em alimentos processados e açúcares adicionados.

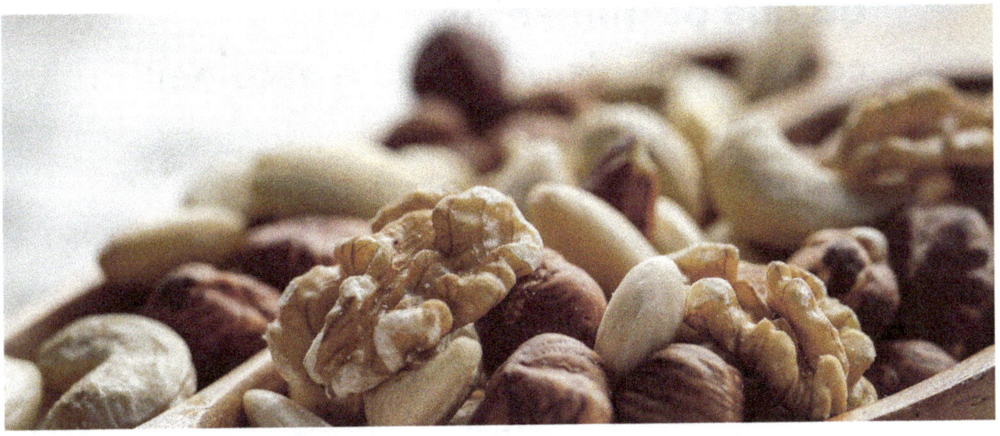

Mito 3: Comer ovos aumenta o colesterol

Durante anos, acreditou-se que os ovos eram ruins para o colesterol e a saúde do coração. No entanto, estudos mais recentes mostram que o consumo moderado de ovos (até um ovo por dia) não tem impacto significativo nos níveis de colesterol e pode até ter benefícios para a saúde.

Mito 4: Alimentos orgânicos são sempre mais saudáveis
Embora os alimentos orgânicos possam ser mais sustentáveis e livres de produtos químicos, eles nem sempre são mais saudáveis do que os alimentos convencionais. A chave é escolher alimentos integrais e minimamente processados, independentemente de serem orgânicos ou convencionais.

Mito 5: Você precisa de uma dieta rica em proteínas para ganhar músculos

Embora a proteína seja importante para a construção muscular, comer uma dieta excessivamente rica em proteínas não é necessariamente a melhor maneira de ganhar músculos. Uma dieta equilibrada com quantidades adequadas de proteína, carboidratos e gorduras saudáveis é a chave para o sucesso na construção muscular.

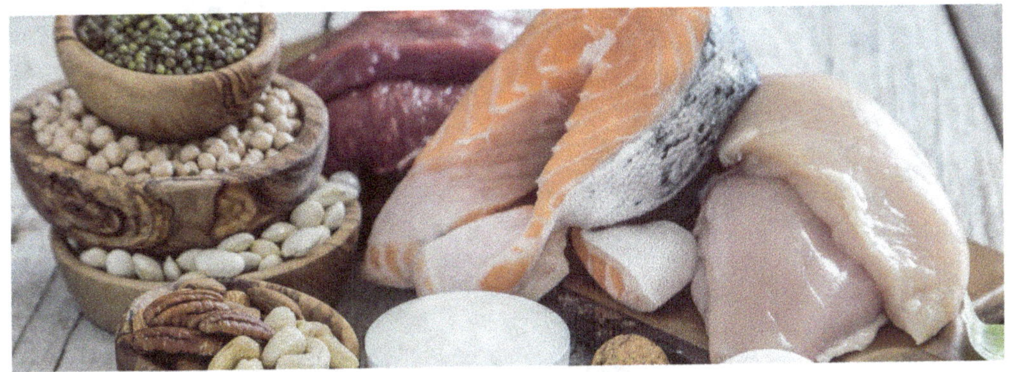

Mito 6: Alimentos sem glúten são mais saudáveis

Para pessoas com doença celíaca ou sensibilidade ao glúten, uma dieta sem glúten é essencial. No entanto, para pessoas sem essas condições, uma dieta sem glúten não é necessariamente mais saudável. Alimentos sem glúten podem conter açúcar adicionado e outros ingredientes prejudiciais à saúde.

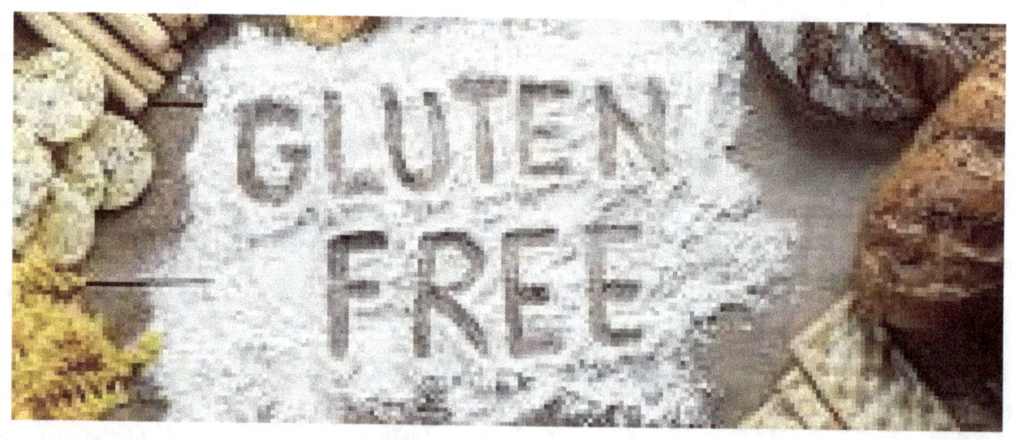

Mito 7: Comer à noite faz você engordar

Não há nenhuma evidência que aponte que comer à noite leva ao ganho de peso. O que importa é a quantidade total de calorias que se consome durante o dia. É importante ter uma alimentação equilibrada durante todo o dia, sem pular refeições e controlando as porções,
Além disso, é importante abordar mitos específicos que possam ser prejudiciais à saúde. Por exemplo, muitas pessoas ainda acreditam que a gordura é ruim para a saúde e deve ser evitada, mas a verdade é que existem gorduras saudáveis, como as encontradas em nozes, sementes, abacate e peixes oleosos, que são essenciais para a saúde do corpo e do cérebro.

Outro mito comum é que a eliminação de grupos alimentares inteiros, como carboidratos ou glúten, é necessário para perder peso ou melhorar a saúde. No entanto, a eliminação excessiva de grupos alimentares pode resultar em deficiências nutricionais e desequilíbrios.

Por fim, é importante lembrar aos leitores que a nutrição é uma ciência em constante evolução, e que novas pesquisas podem mudar nossa compreensão de certos alimentos e nutrientes. É importante estar sempre atualizado e disposto a aprender, para tomar as melhores decisões alimentares para a saúde e o bem-estar geral.

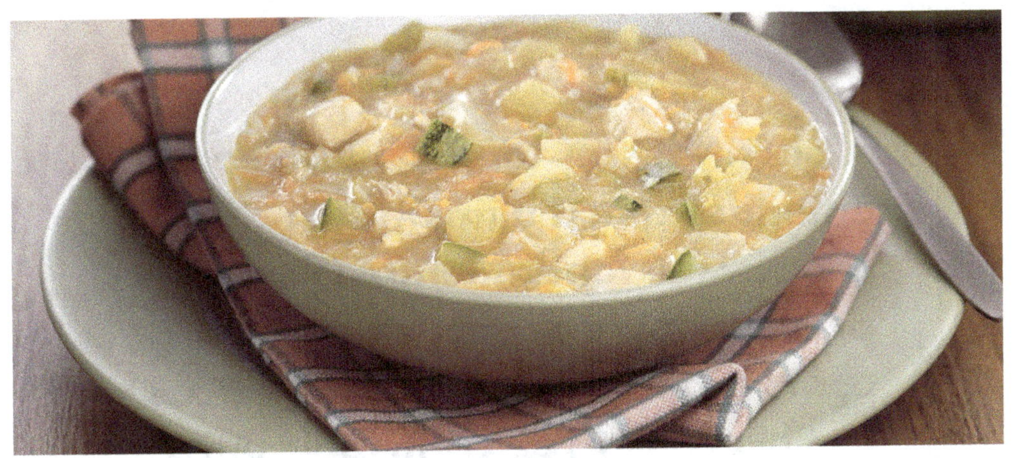

Conclusão

Ao longo deste livro, abordamos vários temas relacionados à alimentação saudável e sua importância para a saúde e bem-estar. Falamos sobre alimentos funcionais, dieta equilibrada, planejamento alimentar, alimentação consciente, prevenção de doenças, escolhas alimentares saudáveis fora de casa, suplementação alimentar e mitos alimentares.

A partir desses temas, pudemos entender que a alimentação saudável é fundamental para a prevenção de doenças crônicas, como diabetes, doenças cardíacas e câncer, além de contribuir para a melhoria da saúde mental e emocional. Para alcançar uma dieta saudável, é preciso incluir uma variedade de alimentos, equilibrar o consumo de nutrientes essenciais e fazer escolhas alimentares conscientes.

Além disso, destacamos a importância da atividade física como uma complementação fundamental para uma alimentação saudável. Dessa forma, podemos manter um estilo de vida saudável e equilibrado.

Esperamos que este livro possa fornecer informações valiosas e práticas para ajudar os leitores a adotar um estilo de vida mais saudável e consciente. Lembre-se de sempre buscar o acompanhamento de um profissional da área de nutrição para orientação individualizada.

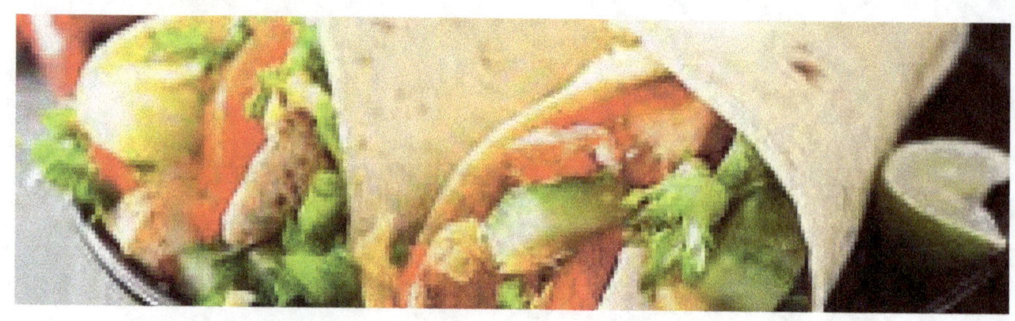

Agradecimento

Agradeço a todos os leitores que adquiriram este livro e investiram em sua saúde e bem-estar. Espero que as informações e orientações aqui contidas possam ser úteis e contribuam para um estilo de vida mais saudável e equilibrado. Lembre-se sempre que pequenas mudanças na alimentação e na rotina diária podem fazer uma grande diferença na sua saúde e qualidade de vida. Obrigado por sua confiança e espero que este livro possa ser uma fonte valiosa de conhecimento e inspiração para você!